NOUVELLE
OSTÉOLOGIE COM

DE LA TÊTE

DES ANIMAUX DOMESTIQUES

SUIVIE D'UN EXPOSÉ

DE LA CONSTRUCTION VERTÉBRALE DE LA TÊTE

PAR

A. LAVOCAT

PROFESSEUR A L'ÉCOLE IMPÉRIALE DE MÉDECINE VÉTÉRINAIRE, MEMBRE DE L'ACADÉMIE DES SCIENCES DE TOULOUSE, DE LA SOCIÉTÉ ANATOMIQUE DE PARIS, ETC.

TOULOUSE

J. PRADEL ET BLANC,
IMPRIMEURS-ÉDITEURS
RUE DES GESTES, 6.

FRANÇOIS GIMET,
LIBRAIRE
RUE DES BALANCES, 66.

NOUVELLE

OSTÉOLOGIE COMPARÉE

DE LA TÊTE

DES ANIMAUX DOMESTIQUES

NOUVELLE
OSTÉOLOGIE COMPARÉE

DE LA TÊTE

DES ANIMAUX DOMESTIQUES

SUIVIE D'UN EXPOSÉ

DE LA CONSTRUCTION VERTÉBRALE DE LA TÊTE

PAR

A. LAVOCAT

PROFESSEUR À L'ÉCOLE IMPÉRIALE DE MÉDECINE VÉTÉRINAIRE, MEMBRE
DE L'ACADÉMIE DES SCIENCES DE TOULOUSE, DE LA SOCIÉTÉ
ANATOMIQUE DE PARIS, ETC.

TOULOUSE

J. PRADEL ET BLANC, | FRANÇOIS GIMET,
IMPRIMEURS-ÉDITEURS | LIBRAIRE
RUE DES GESTES, 6. | RUE DES BALANCES, 66.

1864

L'Ostéologie comparée de la tête est compliquée par les nombreux détails qu'elle présente. Tous ne sont pas d'un égal intérêt : il en est qui peuvent être négligés ou simplement indiqués. Habituellement, on insiste beaucoup sur la description particulière de chaque pièce osseuse, et on s'attache peu à l'examen général de la tête. Mais cet exposé minutieux des bords et des angles de chacun des os a l'inconvénient de segmenter les parties composées de plusieurs éléments, par exemple, les fosses ou cavités, les diverses crêtes, les trous ou conduits, etc.

Il nous a paru plus rationnel de suivre une marche toute différente, c'est-à-dire de donner plus de développement à l'examen de l'ensemble qu'à celui des os séparés. En conséquence, nous avons adopté le plan suivant :

L'étude des différents os doit être aussi abrégée que possible. Elle aura simplement pour but de faire connaître chaque pièce constituante de la tête, non pas dans tous ses détails, mais par l'indication de ses caractères essentiels, tels que la forme, la situation et les connexions principales. Quelques os seulement, sur lesquels il n'y aura pas lieu de revenir, seront l'objet d'une analyse plus complète : les uns, comme l'*Ethmoïde*, le *Cornet* et le *Vomer*, en raison de leur situation profonde ; les autres, comme le *Maxillaire inférieur* et les pièces de l'*Appareil hyoïdien*, parce qu'ils ne doivent pas être compris dans la revue générale.

Suivant la méthode ordinaire, toutes les comparaisons procèdent du Cheval, comme sujet principal ; mais, en réalité, l'Homme sera presque toujours le type dominant, bien que sous-entendu. Ainsi ramenée à l'unité, la détermination des diverses parties deviendra plus simple et en même temps plus exacte.

Quant à la synthèse ou étude générale, elle doit être faite par sections ou régions successivement examinées sur les différents plans de la tête. Dans cette revue d'ensemble se trouveront méthodiquement réunis tous les détails qui, dans la description des os, auront été mis de côté ou simplement indiqués.

Cette étude s'appliquera d'abord à la tête du Cheval, puis à celle des autres animaux domestiques, y compris les Oiseaux.

Parmi les cavités profondes, il ne sera question que de celle du crâne, les autres se rattachant plus directement à la *Splanchnologie*.

Enfin, nous nous proposons de compléter ce travail en présentant, au point de vue de l'anatomie philosophique, un résumé de nos recherches sur la construction vertébrale de la tête.

OSTÉOLOGIE COMPARÉE DE LA TÊTE.

Extrémité antérieure du squelette, la tête est principalement destinée à loger et à protéger l'encéphale, ainsi que les organes des sens.

Elle représente une pyramide à quatre pans, dont la base postérieure s'articule et joue sur l'extrémité antérieure du rachis.

Sa direction, qui est oblique de 45° au repos, et variable suivant les attitudes de l'animal, peut être considérée comme *horizontale*, pour l'étude ostéologique.

Pour répondre à sa destination, la tête constitue diverses cavités protectrices, formées elles-mêmes par l'agencement d'un assez grand nombre d'os généralement plats, unis entre eux par des sutures, tantôt dentées, tantôt écailleuses, et quelquefois par simple juxtaposition.

Les os de la tête sont pairs; mais il en est qui se soudent très vite avec l'opposé et paraissent impairs, par exemple l'Occipital, les Sphénoïdes et le Vomer. D'autres, au contraire, sont bien séparés de leur homologue; tels sont le Squamosal, le Lacrymal, le Jugal, etc.

La tête se divise en deux sections :

Le CRANE, qui loge principalement l'Encéphale; et la FACE qui, plus grande, protége plus spécialement les organes des sens, ainsi que les parties antérieures des appareils digestif et respiratoire.

OS DU CRANE.

Les os qui entrent dans la construction du crâne sont : l'*Occipital*, le *Pariétal*, le *Frontal*, l'*Ethmoïde*, les *Sphénoïdes* et le *Temporal*.

OCCIPITAL.

Situé à la partie postérieure de la tête, l'Occipital forme la paroi la plus reculée du crâne, et s'articule en arrière avec la colonne vertébrale.

Primitivement pair et rapidement soudé à l'opposé, il est composé de quatre pièces à développement distinct, qui sont de haut en bas :

1° L'*Occipital supérieur* ou *Sus-Occipital* ;

2° L'*Occipital postérieur* ou *Écaille de l'Occipital* ;

3° L'*Occipital latéral* ou *Partie condylienne* ;

4° L'*Occipital inférieur* ou *Apophyse basilaire*.

Ainsi constitué, l'Occipital est, chez le Cheval, aplati d'avant en arrière et allongé de haut en bas. Ses extrémités supérieure et inférieure, plus étroites, sont repliées à angle droit et dirigées en avant. Sa partie moyenne ou verticale, moins épaisse vers le milieu, s'élargit de haut en bas.

La *face externe* de l'Occipital, considérée dans sa partie postérieure, est convexe d'un côté à l'autre, concave de haut en bas, et couverte de rugosités à insertions musculaires ou ligamenteuses. Elle présente, en haut, la *Crête occipitale* ou *Protubérance occipitale externe*, grande saillie transverse qui marque le sommet de l'extrémité postérieure de la tête. En bas est percé le *Trou occipital*, qui livre passage à la moelle épinière. En dehors de ce trou est le *Condyle*, articulaire avec l'atlas, et, plus en dehors, l'*Apophyse styloïde*, dite *jugulaire*, chez l'Homme.

La *face interne* ou *antérieure*, généralement concave, protége le cervelet. On remarque, en haut, la *Protubérance occipitale interne*, forte apophyse prismatique, appartenant à la pièce sus-occipitale ; et, en bas, la *Gouttière basilaire* qui aboutit au trou occipital.

Bords. L'Occipital supérieur s'enclave entre les deux pariétaux : aussi l'a-t-on nommé *Interpariétal*.

L'Apophyse basilaire s'avance entre les trous déchirés et s'unit bout à bout avec le corps du Sphénoïde postérieur.

Dans le reste de son étendue, le bord externe de l'Occipital répond au Mastoïde par juxtaposition, et, plus haut, par lamelles écailleuses, au Pariétal.

Ruminants. Occipital large, surtout dans le *Bœuf,* où il n'atteint pas le sommet de l'extrémité postérieure de la tête, tandis que chez le *Mouton* et la *Chèvre* il monte jusque-là et même se recourbe en avant, à peu près comme dans le *Cheval.* — *Sus-Occipital,* chez le *Bœuf* et le *Mouton,* élargi, triangulaire et rapidement soudé au Pariétal.

Porc. Plus haut que large et rétréci au centre, il monte en arrière de la lame verticale ou repliée du Pariétal, jusqu'au sommet de la région. — *Sus-Occipital* avorté.

Carnassiers. Plus large dans le *Chat* que dans le *Chien.* — Partie supérieure repliée en avant. — *Sus-Occipital* taillé en pointe et enclavé entre les Pariétaux qui se rejoignent en dessous.

Rongeurs. Rétréci au centre, large aux extrémités. — Partie supérieure recourbée en avant. — *Sus-Occipital* court et triangulaire.

Oiseaux. Épais; plus large en bas qu'en haut, et montant jusqu'au sommet de la région. — *Sus-Occipital* avorté.

PARIÉTAL.

Le Pariétal forme une grande partie de la voûte du crâne. Compris entre l'Occipal et le Frontal, il est aplati de dessus en dessous et irrégulièrement quadrilatère.

Sa *face supérieure,* convexe, concourt à former la fosse temporale. — Sa *face inférieure* ou *crânienne* est concave.

Il s'unit : par son *bord interne*, au Pariétal opposé, ainsi qu'au Sus-Occipital; par son *bord externe*, en arrière, au Sphénoïde postérieur et, en dehors, au Squamosal; par son *bord antérieur*, au Frontal; et par son *bord postérieur* à l'Occipital, au Mastoïde et au Rocher, avec lequel il forme, dans le crâne, la crête transverse, destinée aux méninges.

Ruminants. *Bœuf.* Par suite du grand développement du Frontal, le Pariétal est repoussé en arrière, dans la région occipitale, où il offre à peine 1 centimètre de hauteur; mais il en a environ 5 sur sa face interne ou crânienne, ainsi que dans la fosse temporale où il se prolonge.

Il présente à peu près la forme d'un croissant horizontal, ouvert en avant.

Sa partie postérieure ou centrale, très étroite, s'allonge obliquement en dehors et un peu en bas, entre le Frontal et l'Occipital. Sa partie antérieure ou latérale est aplatie d'un côté à l'autre et allongée d'arrière en avant, entre le Frontal et le Squamosal, jusqu'à la rencontre du Sphénoïde postérieur.

L'angle d'inflexion intermédiaire à ces deux parties est relevé par une arête verticale qui fait partie de la crête temporale et délimite en arrière la fosse de ce nom.

A mesure que l'animal grandit, les deux lames de la section postérieure du Pariétal s'écartent l'une de l'autre pour la formation des sinus.

Mouton. Chèvre. Situé dans le plan supérieur de la tête, le Pariétal est allongé, oblique en dehors, en bas et en avant. Sa largeur est d'environ deux travers de doigt, si ce n'est dans la partie supérieure qui est échancrée postérieurement pour recevoir le Sus-Occipital, avec lequel il y a soudure précoce, ainsi qu'avec le Pariétal opposé, comme chez le *Bœuf.*

Il n'y a pas de sinus dans l'épaisseur.

Porc. Pariétal, irrégulièrement quadrilatère. — Partie supérieure plane, échancrée en arrière. — Partie latérale concave, un peu élargie dans la fosse temporale, au-dessous de la crête du même nom ; et prolongée jusqu'à l'angle postérieur du Sphénoïde. — Partie postérieure repliée à angle droit et descendant au-devant de l'Occipital qui la recouvre. — Partie supérieure épaisse et, plus tard, creusée de sinus.

Carnassiers. Pariétal, quadrilatère et convexe, large et descendant jusqu'au Sphénoïde postérieur — En partie séparé de l'opposé par la pointe des Sus-occipitaux. — En arrière, lame interne repliée en dedans, surtout dans le *Chat*, pour former la cloison transverse des méninges. — Pas de sinus.

Rongeurs. Moins étendu et moins convexe que dans les Carnassiers. — Quadrilatère et prolongé par une bande étroite jusqu'à l'angle postérieur du Sphénoïde.

Oiseaux. Situé près de l'extrémité postérieure de la tête ; peu étendu, légèrement convexe et allongé transversalement.

FRONTAL.

Le Frontal occupe la région supérieure de la tête, en avant du Pariétal, et recouvre la partie antérieure du crâne, ainsi que la section postérieure des cavités nasales.

Aplati de dessus en dessous, épais et irrégulièrement quadrilatère, il s'unit à l'opposé par dentelures dans le plan médian.

Sa *face externe* ou *supérieure*, plane chez l'adulte, est prolongée en dehors par l'*Apophyse orbitaire* ; puis elle se recourbe en bas, à angle droit, pour former la paroi interne de l'orbite.

Sur le milieu de la *face interne* ou *inférieure*, entre la partie nasale et la partie crânienne, est une forte crête transverse, dont le bord inférieur s'échancre et se fixe sur l'Ethmoïde. — La section antérieure ou nasale est anfractueuse et creusée de sinus qui se prolongent en arrière, au-dessus de la crête.

En avant, le Frontal s'unit par lamelles écailleuses avec l'Os du nez, et, plus en dehors, par petites dentelures, avec le Lacrymal et le Palatin.

En arrière, il s'agence par suture écailleuse avec le Pariétal, et, dans une faible étendue, avec le Squamosal.

Son bord externe très échancré et replié en bas, s'unit par lamelles écailleuses avec l'os du nez, et, plus en dehors, par petites dentelures, avec le Lacrymal et le Palatin.

En arrière, il s'agence par suture écailleuse avec le Pariétal, et, dans une faible étendue, avec le Squamosal.

Son bord externe, très échancré et replié en bas, s'unit par lamelles au Sphénoïde antérieur, dont il recouvre incomplétement l'aile qui remonte jusqu'en haut de la partie crânienne, pour se fixer par mortaise dans une rainure du Frontal.

Ruminants. *Bœuf.* Grand, large et plat. — Prolongé en arrière jusqu'à la région occipitale; là, il donne naissance, en dehors, à la cheville osseuse qui supporte la corne. — Latéralement il touche peu au Squamosal et point au Palatin.

Mouton. Chèvre. Moins étendu, n'atteignant pas la partie postérieure de la tête. — Moins large, aplati en avant, très convexe en arrière. — Cheville de corne rapprochée de l'opposée. — Faible mortaise sphénoïdale, comme dans le *Bœuf.* — Ne touche ni au Squamosal, ni au Palatin.

Porc. Allongé, plat et peu large, surtout en avant. — Apophyse orbitaire conoïde, incomplète. — Point de mortaise sphénoïdale, de même que chez les Carnassiers. — Touche peu au Squamosal, pas au Palatin.

Carnassiers. Plus étendu, convexe, et plus large en arrière qu'en avant. — Dépression longitudinale entre les deux Frontaux, chez le *Chien*, et non dans le *Chat*. — Apophyse orbitaire courte, conoïde et complétée, comme chez le *Porc*, par un fibro-cartilage.

Rongeurs. Allongé, étroit surtout au milieu. — Un peu convexe d'avant en arrière. — Apophyse orbitaire incomplète, aplatie, dirigée en arrière, et à bord externe relevé.

Oiseaux. Formé de deux pièces distinctes : l'une *principale* et l'autre orbitaire, dite *Frontal postérieur*. — *Frontal principal* grand, allongé, très étroit en avant, élargi et convexe en arrière. — *Frontal postérieur* petit, un peu allongé, et appliqué latéralement entre le Frontal, le Pariétal et le Sphénoïde postérieur, avec lequel il forme l'*Apophyse orbitaire*, courte et incomplète.

ETHMOÏDE.

Uni à l'opposé dans le plan médian, l'Ethmoïde est situé profondément au-devant du crâne, dont il forme la paroi antérieure, et au fond des cavités nasales, où il constitue la base principale des parties affectées au sens de l'odorat.

Recouvert par le Frontal et les Os du nez, il s'unit en bas au Vomer et répond latéralement au Sphénoïde antérieur, au Palatin, etc.

Les deux Ethmoïdes sont composés de tubes nombreux et fragiles, allongés d'arrière en avant, et réunis en un gros faisceau conoïde et léger. Ces tubes ou *volutes* forment les *masses latérales*, dont la base, tournée en arrière, est entourée d'une sorte de cupule osseuse, lame mince qui, dans ses différentes parties, est dite *papyracée, criblée* ou *perpendiculaire*.

En dehors de chaque masse latérale, cette enveloppe incomplète est convexe, unie aux os voisins, et nommée *lame papyracée*.

En arrière, elle se replie transversalement pour former la limite antérieure du crâne; là, elle est concave, percée de petits trous destinés aux nerfs olfactifs, et elle prend le nom de *lame criblée*. Dans le plan médian, elle rencontre la lame opposée et forme, avec elle, la *crête ethmoïdale* ou *crista galli*, saillie longitudinale, incurvée à concavité postérieure, séparant l'une de l'autre les deux *fosses ethmoïdales*.

En dedans, c'est-à-dire dans le plan médian, la lame papyracée et la lame criblée se replient et se prolongent de manière à former la *lame perpendiculaire* qui s'adosse et se soude à l'opposée. Cette lame verticale se rattache en arrière à la crête ethmoïdale, et, en avant, elle est prolongée par la cloison cartilagineuse du nez.

De la surface interne de la lame papyracée et aussi de la lame criblée, procèdent de nombreuses lamelles qui se divisent et s'enroulent deux à deux, l'une vers l'autre, en manière de cornets diverticulés intérieurement, disposés par groupes et séparés par des intervalles ou méats très étroits: ce sont les *Volutes ethmoïdales*.

Le sommet de ces volutes est libre, antérieur et terminé en cul-de-sac ou en pointe. Leur base est étroite et fixée à la lame criblée. Latéralement elles se rattachent, par les lamelles qui les forment, à la lame papyracée et non à la lame perpendiculaire.

Les volutes de l'Ethmoïde sont de dimensions variées. La plus grande est supérieure et longitudinale: elle a reçu le nom de *Cornet ethmoïdal*. Recouverte par l'os du nez correspondant, elle s'y fixe par le bord supérieur de sa lame qui, repliée en bas, puis en dehors, forme à l'intérieur une cloison transverse, séparant cette grande volute en deux compartiments: l'un, postérieur, simple et large, dont la lame forme la paroi interne du sinus maxillaire postérieur; l'autre, antérieur, où la lame s'enroule deux fois et demie sur elle-même, et qui communique par le méat moyen avec la cavité nasale du même côté.

Au milieu de la hauteur de l'Ethmoïde sont les volutes de moyenne dimension, obliquement dirigées en avant et en bas: la plus élevée, assez forte, est dite *Cornet moyen* ou *Antre olfactif*.—Les volutes inférieures sont généralement petites et plus obliques en bas que les précédentes.—Celles qui répondent à l'entrée des sinus sphénoïdaux sont connues, chez l'Homme, sous le titre de *Cornets de Bertin*.

Dans le développement de l'Ethmoïde, la lame périphérique se forme d'abord, puis le corps des volutes, et enfin leur base, ainsi que la lame criblée.

Ruminants. Les volutes sont généralement plus larges, moins nombreuses et moins fragiles que dans le Cheval.—La *volute moyenne* est plus grande, mais la *volute supérieure* est étroite, allongée, prismatique, pointue en avant et peu divisée à l'intérieur : sa lame, qui décrit à peine un tour, se fixe en dehors au Frontal et au Lacrymal chez le *Bœuf* et, de plus, à l'Os du nez chez la *Chèvre* et le *Mouton*.

Au-dessous de ce tube, et en dehors de la volute moyenne, il en est une à peu près aussi grande que cette dernière : elle s'ouvre en dehors dans le sinus maxillaire, et, par conséquent, elle représente le compartiment postérieur de la grande volute du Cheval.

Porc. Il en est à peu près de même. La *volute supérieure* est longue, étroite et fixée en dehors au Frontal, ainsi qu'à l'Os du nez.— La lame papyracée, encore dite *Os planum*, très étendue sur l'Ethmoïde, apparaît, à peu près comme chez l'Homme, au fond de la fosse sphénopalatine, entre les bords du Frontal, du Sphénoïde, du Palatin, etc. Cette particularité, rare chez les Mammifères, est, au contraire, fréquente chez les autres Vertébrés.

Carnassiers. Ethmoïde très développé, à volutes étroites, multipliées et fragiles. — *Volute supérieure* subdivisée, comme les autres, en un grand nombre de tubes et de cellules augmentant beaucoup la surface olfactive.

Rongeurs. Moins développé sous tous les rapports. — Volutes moins nombreuses et plus larges.

Oiseaux. L'Ethmoïde osseux est réduit à sa *lame perpendiculaire*, pièce médiane, aplatie d'un côté à l'autre et concourant en arrière à former la cloison inter-orbitaire. Elle s'élargit en haut, pour donner appui à l'extrémité antérieure des Frontaux et à la base des Os du nez. De chaque côté, immédiatement au-dessous de cet élargissement, est un sillon destiné au passage des nerfs olfactifs qui vont se diviser à des replis membraneux, vestiges des volutes ethmoïdales.

SPHÉNOÏDES.

Les deux Sphénoïdes, l'un *antérieur*, l'autre *postérieur*, occupent la région inférieure de la tête et forment une grande partie de la paroi inférieure du crâne.

Aplatis de dessus en dessous, ils sont irrégulièrement quadrilatères, allongés transversalement, et incurvés dans le même sens, à concavité supérieure.

Chaque Sphénoïde est composé de pièces à développement distinct, mais rapidement soudées entre elles, qui sont : un *Corps* ou partie centrale, et quatre Ailes, deux montantes ou *Ailes* proprement dites, et deux descendantes, dites *Os* ou *Apophyses ptérygoïdes*.

Le *Corps* est épais et cylindroïde.

Les *Ailes* sont larges et aplaties d'un côté à l'autre. — Celles du Sphénoïde antérieur, dites *Ailes orbitaires*, hautes et minces, s'unissent au Frontal. — Celles du Sphénoïde postérieur ou *Ailes temporales*, fortes et courtes, rejoignent incomplètement le Pariétal, et cette union est recouverte par le Squamosal.

Les *Ptérygoïdes* sont de longues apophyses étroites, aplaties d'un côté à l'autre et dirigées obliquement en bas, en avant et en dehors.

Le Ptérygoïde antérieur est recouvert en dehors par le Ptérygoïde postérieur, plus fort, et par le Palatin, auquel tous deux s'unissent en avant.

En avant, le Sphénoïde antérieur est en connexion avec l'Ethmoïde, le Vomer et le Palatin. — Le Sphénoïde postérieur répond : en avant, au Sphénoïde antérieur; en arrière, par son Corps, à la partie basilaire de l'Occipital, et, par les Ailes, aux trous déchirés antérieurs.

La *face inférieure* ou *externe* des Sphénoïdes est généralement convexe et rugueuse, à insertions musculaires.

La *face supérieure* ou *interne* est concave et forme la paroi inférieure de la cavité cérébrale.

Entre les deux Sphénoïdes, à leur surface, dans leur épaisseur, et aussi entre chacun d'eux et les os voisins, sont creusés des sillons, des trous et des conduits livrant passage à un grand nombre de vaisseaux et de nerfs.

Dans le développement des Sphénoïdes, il y a soudure très rapide entre le *Corps* d'un côté et l'opposé, — entre le *Corps*, les *Ailes* et les *Ptérygoïdes postérieurs*; mais les deux Sphénoïdes, ainsi que les *Ptérygoïdes antérieurs*, restent distincts quelque temps après la naissance.

Les sinus, creusés de bonne heure dans le Corps du Sphénoïde antérieur, augmentent avec l'âge et se prolongent dans le Corps du Sphénoïde postérieur.

Ruminants. Sphénoïdes plus épais, plus courts que dans le Cheval. — Ailes moins longues et plus fortes. — Sphénoïde antérieur sur un plan plus élevé que le postérieur. — *Ptérygoïde postérieur* grand et plat; — *Ptérygoïde antérieur* moins large.

Porc. A peu près de même. Cependant, Ailes sphénoïdales plus développées ; les postérieures plus étendues que les antérieures. — Ptérygoïde antérieur allongé, aplati, latéralement élargi à ses extrémités ; très étroit dans sa partie centrale, qui peut disparaître avec l'âge. — Ptérygoïde postérieur grand, fort et aplati d'avant en arrière.

Carnassiers. Sphénoïde antérieur étroit, allongé d'avant en arrière, à Ailes très courtes, comme chez l'Homme. — Sphénoïde postérieur large, peu épais, à grandes Ailes. — Ptérygoïdes courts et larges.

Rongeurs. *Sphénoïde antérieur* : Corps allongé, très étroit ; Ailes étendues. Ptérygoïdes antérieurs allongés, en lame mince et recourbée en arrière. — *Sphénoïde postérieur* : Corps étroit et cylindrique en avant, épais et large en arrière ; Ailes un peu moins grandes que les autres. Ptérygoïdes postérieurs grands et prismatiques.

Oiseaux. Sphénoïde antérieur étroit, à Ailes peu développées. Son Corps forme le *rostre présphénoïdal*, sorte de gouttière prolongée en avant du crâne et au-dessus du Vomer, sous la cloison interorbitaire et l'Ethmoïde. — Sphénoïde postérieur épais, court et très uni à l'Occipital. — De chaque côté, les deux Ptérygoïdes sont représentés par l'*Os tranverse*, tige oblique en avant et en dedans, articulée postérieurement avec l'*Os carré* ou Squamosal, et, en avant, avec le Corps du Sphénoïde antérieur et l'extrémité postérieure du Palatin.

TEMPORAL.

Le Temporal est composé de plusieurs pièces d'abord distinctes, puis soudées entr'elles, qui sont :

1° Le TEMPORAL ÉCAILLEUX, formé par le *Squamosal* et l'*Apophyse zygomatique* ;

2° Le TEMPORAL AUDITIF, comprenant le *Tympanal*, le *Mastoïde* et le *Rocher*.

SQUAMOSAL.

Situé sur la partie latérale du crâne, le Squamosal est une plaque ellipsoïde d'avant en arrière et aplatie d'un côté à l'autre.

Par sa *face interne*, concave, il se fixe, au moyen de fortes lamelles périphériques, sur le côté du Pariétal et du Sphénoïde postérieur. La partie centrale de cette face concourt à former la paroi latérale de la cavité crânienne. — A son extrémité postérieure, le Squamosal prolongé en pointe, monte et s'applique au-devant du Mastoïde; du côté interne, il est creusé d'une gouttière oblique en bas et en avant, formant la majeure partie du *Conduit temporal* ou *pariéto-temporal*.

La *face externe* du Squamosal, convexe et rugueuse, concourt à former la fosse temporale.

APOPHYSE ZYGOMATIQUE. De la partie inférieure du Squamosal se détache l'*Apophyse zygomatique*, grande et forte tige constituant, avec le Jugal, l'arcade zygomatique ou temporale qui réunit les parties latérales du crâne à la mâchoire supérieure.

A son origine, cette apophyse est aplatie de dessus en dessous et dirigée en dehors; bientôt elle se contourne en avant, devient comprimée d'un côté à l'autre et légèrement arquée, à concavité interne. — Sa *face externe*, convexe, est recouverte par la peau. — Sa *face interne*, concave, limite en bas et en dehors la fosse temporale et donne attache à des faisceaux du muscle crotaphyte.

Le *bord supérieur*, mince et convexe, donne attache à l'aponévrose temporale; il s'élargit en avant pour former une surface saillante, presque circulaire et cannelée, qui s'unit avec l'extrémité renflée de l'apophyse orbitaire du Frontal. Plus en avant, ce bord, lisse et concave, concourt à former la partie inférieure du cadre de l'orbite. — Le *bord inférieur* paraît peu étendu, parce que sa moitié postérieure est confondue avec le côté externe de la surface destinée à l'articulation de la mâchoire inférieure. Il présente un gros tubercule rugueux, donnant attache à un faisceau ligamenteux de l'articulation. En avant de ce point, il est épais, concave, et pourvu de quelques empreintes pour le masséter, mais surtout de fortes cannelures qui l'unissent au Jugal.

Le *sommet*, aplati de dessus en dessous, est taillé en pointe. Son plan supérieur fait partie de l'orbite. Son plan inférieur, garni de lamelles, s'applique sur le Jugal et s'unit au sommet de l'apophyse maxillaire.

La *base* de l'apophyse zygomatique, très prolongée en arrière, se compose de deux parties continues : l'une *antérieure*, l'autre *postérieure* :

La *section antérieure* ou la *racine transverse* est large, très saillante en dehors et aplatie de dessus en dessous. — Son *plan supérieur*, lisse, concave d'un côté à l'autre et plus élargi en avant qu'en arrière, fait partie de la fosse temporale, ainsi que de la face interne de l'apophyse zygomatique. — Son *plan inférieur*, plus étendu dans le sens transversal, constitue la surface articulaire, dite *temporo-maxillaire*, destinée au jeu de la mâchoire inférieure.

La *section postérieure* ou *racine longitudinale* est une arête tranchante, arquée, à concavité supérieure, qui limite en bas et en arrière la fosse temporale. — En avant, elle fait suite au bord supérieur de l'apophyse zygomatique. — En arrière, elle diminue graduellement de hauteur et monte à la rencontre de la crête occipitale latérale. — Vers son milieu, cette arête donne en bas le *prolongement prémastoïdien*, forte apophyse comprimée latéralement et appliquée sur le Mastoïde. — En avant de cette apophyse, entr'elle et la racine transverse, est une grande échancrure antéro-postérieure, demi circulaire et ouverte en bas, qui reçoit le conduit auditif du Tympanal.

Ruminants. Le *Squamosal* est allongé d'avant en arrière, moins étendu en tous sens que dans le Cheval, et plus épais. — Sa face interne ne fait pas partie de la cavité crânienne.—Dans le *Bœuf*, en avant et en arrière, il est creusé de cavités concourant, avec le Sphénoïde et le Mastoïde, à former le bas-fond du sinus frontal et du sinus pariétal.

L'*Apophyse zygomatique*, moins longue et moins forte que dans le Cheval, ne donne pas appui à l'apophyse orbitaire et ne se prolonge pas sous l'orbite. — Ses racines, bien détachées, forment supérieurement une large gouttière. — Chez le *Bœuf*, la racine postérieure, déjetée en dehors et en bas, à son origine, forme, au-dessus de l'orifice auditif, un gros tubercule analogue au prolongement *prémastoïdien* de cette même partie, chez le Cheval et le *Mouton*. — L'échancrure destinée au tube auditif, peu profonde et presque transverse chez le *Bœuf*, est, au contraire, longitudinale et bien prononcée dans le *Mouton* et la *Chèvre*, à peu près comme dans le Cheval. — En arrière, la crête de la racine postérieure remonte et s'unit bientôt à celle du Mastoïde, surtout chez le *Bœuf*.

Porc. *Squamosal* triangulaire, à base antérieure. — Face interne crânienne. — *Apophyse zygomatique* large, aplatie d'un côté à l'autre et non prolongée sous l'orbite. — Bords amincis : le supérieur concave et libre ; l'inférieur convexe et entièrement appuyé sur la partie postérieure du Jugal. — Racine transverse large et forte. — Tubercule prémastoïdien représenté par une grande apophyse dirigée en haut, comprimée latéralement et rugueuse en dehors, dont le sommet s'élève au-dessus et en avant de l'orifice auditif. La base de cette apophyse, continue, en dehors, avec le bord externe de la racine transverse, et, en avant, avec le bord supérieur de l'apophyse zygomatique, se relie, en arrière, par l'intermédiaire d'une profonde échancrure, à l'arête mince de la racine postérieure.

Carnassiers. *Squamosal* un peu allongé d'avant en arrière chez le *Chien*; plus élargi et plus convexe dans le *Chat*. — Face interne crânienne dans le *Chat* et non dans le *Chien*. — *Apophyse zygomatique* saillante, allongée, comprimée latéralement et arquée, à concavité interne, surtout dans le *Chat*. — Bord supérieur convexe, — Bord inférieur concave, uni ou Jugal. — Sommet en pointe, non prolongé sous l'orbite. — Racine transverse plus étroite d'avant en arrière dans le *Chat* que dans le *Chien*. — Tubercule prémastoïdien dirigé en bas et en dehors.

Rongeurs. *Squamosal* mince, presque circulaire, et n'atteignant pas l'extrémité postérieure de la tête. — Face interne crânienne. — L'*Apophyse zygomatique*, dirigée de haut en bas, est courte, élargie inférieurement et comprimée d'un côté à l'autre. — Son bord supérieur est oblique, concave et orbitaire. Son bord inférieur, plus court, s'appuie sur le Jugal. — La Racine transverse, étroite d'avant en arrière, est arquée de dedans en dehors, à convexité supérieure. — La Racine longitudinale ou postérieure est incomplétement représentée par une arête peu prononcée, longue et incurvée à concavité inférieure; elle est terminée en arrière par un prolongement grêle qui, dépassant le Squamosal, s'applique sur le Mastoïde, au-dessus du conduit auditif, et rappelle ainsi le prolongement prémastoïdien des autres Mammifères.

Oiseaux. Le *Squamosal*, connu sous le nom d'*Os carré*, est détaché du crâne et joue sur le côté du Sphénoïde postérieur, en avant de l'appareil auditif. — Il est irrégulièrement quadrilatère et aplati d'un côté à l'autre. — Par son extrémité inférieure renflée, il s'articule non-seulement avec le Maxillaire inférieur, mais aussi, en dedans, avec l'*Os transverse*, c'est-à-dire le Ptérygoïde, et, en dehors, avec l'*Apophyse zygomatique*, tige grêle, droite, longue et pointue, cylindrique ou comprimée latéralement, qui se prolonge en avant sur le Jugal.

DÉVELOPPEMENT DU TEMPORAL ÉCAILLEUX.

Le développement du Temporal écailleux est très précoce. — Il débute par l'Apophyse zygomatique. — La soudure du Squamosal au Temporal auditif est plus lente dans le *Cheval* que dans les *Ruminants*, le *Porc* et les *Carnassiers*. — Le Squamosal du *Lapin* a peu de contact avec la section auditive, — et, chez les *Oiseaux*, il est toujours mobile sur le côté du crâne.

TEMPORAL AUDITIF.

TYMPANAL.

Situé en avant de l'apophyse mastoïde, au-dessous du Squamosal et en dehors du Rocher, le Tympanal est une lame osseuse disposée en capsule hémisphérique, dont la concavité est tournée en dedans et en haut pour former, avec le Rocher, la *Caisse tympanique* ou *Oreille moyenne*.

La *surface externe* est convexe et irrégulière. — A sa partie supérieure est le *Conduit auditif,* tube court, dirigé en dehors et un peu en haut, cylindrique et un peu évasé à son orifice, dont les bords sont rugueux pour l'attache de l'Oreille externe.

En bas, la Caisse s'arrondit et forme la *Bulle tympanique*, dont la surface inégale et pourvue d'une arête antéro-postérieure, dite *Crête ou Lame vaginale*, présente, à sa partie antérieure, une longue épine ou pointe styloïde, dirigée en bas et en avant. En dedans et à la base de cette apophyse, sont deux trous superposés, dont l'inférieur, plus grand, est le *trou guttural* du tympan.

La *surface interne*, concave, se fixe, par sa circonférence, sur la partie inférieure externe du Rocher, et forme avec elle les parois de la cavité tympanique.

A l'orifice interne du tube auditif, est le *Cadre* de la membrane du tympan, petit relief à surface concave et en forme de croissant, dont les extrémités, dirigées en haut, ne se rejoignent pas. — De son pourtour inférieur partent des lamelles divergentes qui descendent dans la bulle et la divisent en *Cellules tympaniques*.

Enfin, dans l'intérieur de la Caisse, sont renfermés les osselets du tympan ou de l'ouïe, c'est-à-dire le *Marteau*, l'*Enclume*, le *Lenticulaire* et l'*Étrier*.

Ruminants. — *Bœuf*. Tube auditif long, transverse, adhérent en haut et en arrière à la base du Mastoïde; libre en avant et pourvu inférieurement d'une grande et forte crête vaginale, descendant de dehors en dedans sur le devant de la bulle. — *Mouton*. Tube auditif court, cylindrique et dégagé. — Crête vaginale moins saillante.

Bulle tympanique des Ruminants volumineuse, prolongée en bas et en avant, comprimée latéralement; à surface inégale, convexe en arrière et en dedans, concave en avant et en dehors, et à grande épine styloïde antérieure.

Cellules tympaniques du *Bœuf* aréolaires par l'entrecroisement des lamelles ou cloisons; en mailles nombreuses, inégales, les inférieures plus larges.

Chez le *Mouton*, bulle tympanique creuse, mais non divisée en cellules.

Porc. Tube auditif très long, dirigé en haut entre les bords du Squamosal et du Mastoïde. — Crête vaginale longue, mince, en partie comprise entre les os voisins; à bord libre dirigé en dehors, tranchant et convexe. — Bulle tympanique grande, oblongue, comprimée latéralement et dirigée en bas. — Cellules tympaniques aréolaires, plus régulières, plus étroites et plus nombreuses que dans le Bœuf.

Carnassiers. Ouverture auditive large; tube très court, presque nul. — Bulle tympanique grosse, arrondie, contiguë à l'apophyse basilaire et rétrécissant beaucoup les trous déchirés. Surface externe lisse, ainsi que l'intérieur dépourvu de cellules. Dans le *Chat*, une lame sépare presqu'entièrement la cavité de la bulle et celle du tympan.

Rongeurs. Tube auditif obliquement dirigé en haut et en arrière. — Bulle tympanique obronde, lisse, moins forte que dans le *Chat*, remplissant bien les trous déchirés. Pas de cellules.

Oiseaux. Tympanal non distinct de l'Occipital, qui circonscrit en arrière l'ouverture auditive, bordée en avant par le Sphénoïde postérieur et accessoirement par le Squamosal ou *Os carré*.

MASTOÏDE.

Le Mastoïde est une pièce pyramidale, à base inférieure et à trois plans, dont l'antérieur répond à la partie postérieure du Squamosal, et le postérieur au bord externe de l'Occipital ; quant au plan interne, il se soude rapidement au Rocher.

La *Base* constitue l'*Apophyse mastoïde*, gros mamelon rugueux, situé en arrière du Tympanal. Elle est prolongée en haut par le bord externe du Mastoïde, c'est-à-dire par la *Crête mastoïdienne* comprise entre les bords du Squamosal et de l'Occipital.

En avant de sa base, le Mastoïde fournit en bas l'*Apophyse hyoïdienne*, tige cylindrique, en partie logée dans un repli de la bulle tympanique et de la crête vaginale.

Le Mastoïde et le Rocher concourent, avec le Tympanal, à former presque toute la paroi postérieure du *conduit temporal*, et, en arrière, la partie inférieure du *conduit spiroïde*.

Mouton. Petite masse quadrangulaire, allongée de haut en bas. — Plan antérieur uni au Squamosal, et plan postérieur à l'Occipital, qui le recouvre moins dans la *Chèvre*. — Plan externe ou *Crête mas-*

toïdienne libre et rugueux ; plan interne répondant au Rocher et peu à la cavité crânienne. — *Apophyse mastoïde* faible, un peu plus renflée dans la *Chèvre*.

Bœuf. Très comprimé d'avant en arrière, élargi de dehors en dedans. — Plan postérieur en partie recouvert par l'Occipital. — Bord externe ou la *Crête*, mince, saillant et confondu avec la crête zygomatique postérieure. — Bord interne élargi et soudé au Rocher, au-dessus duquel il constitue le fond de la *gouttière latérale*. — *Base* ou partie inférieure échancrée en avant et unie au tube auditif. — *Apophyse mastoïde* peu renflée, allongée de dehors en dedans, entre le tube auditif et l'Occipital latéral, jusque sur le côté de la bulle tympanique, où elle se termine par l'*Apophyse hyoïdienne*, tige cylindrique, enveloppée par la bulle et la lame vaginale, comme dans les petits Ruminants.

Porc. Mastoïde pyramidal et comprimé d'avant en arrière, à peu près comme chez le Bœuf. — Bord externe ou *Crête*, mince, saillant et un peu convexe, se confondant avec la crête zygomatique postérieure. — Plan interne creusé par la gouttière latérale et ne répondant qu'en bas au Rocher, dont la soudure est tardive. — Plan postérieur à moitié recouvert par l'Occipital. — *Base* échancrée pour s'unir au tube auditif ; puis, s'allongeant en lame mince, appliquée derrière ce tube et représentant l'*Apophyse mastoïde*, elle descend jusqu'à la base de l'apophyse styloïde occipitale, où elle se termine par une lamelle taillée en pointe. — Pas d'*Apophyse hyoïdienne*.

Carnassiers. Petite masse pyramidale, à trois pans : l'antérieur répondant au Squamosal, l'interne au Rocher et à la gouttière latérale ; plan postérieur peu recouvert par l'Occipital dans le *Chien*, presqu'entièrement dans le *Chat*. — *Crête mastoïdienne* confondue avec celle de la racine zygomatique postérieure. — *Apophyse mastoïde* peu développée. — Pas d'*Apophyse hyoïdienne*.

Rongeurs. Mastoïde aplati d'un côté à l'autre et irréguliérement quadrilatère, à peu près comme chez l'Homme. — *Face externe* convexe et rugueuse. — *Face interne* entièrement unie au Rocher. — *Bord antérieur* répondant au Pariétal, le supérieur et le postérieur à l'Occipital. — *Bord inférieur* uni au Tympanal et très échancré pour recevoir le tube auditif. — *Apophyse mastoïde* taillée en pointe, non détachée. — Pas d'*Apophyse hyoïdienne.*

Oiseaux. Mastoïde non distinct, soudé à l'Occipital et représenté par la crête latérale de cet os.

ROCHER.

Le Rocher est une ossification très dure qui entoure et protège les cavités constituant le *Labyrinthe* ou Oreille interne.

Situé profondément en dedans du Mastoïde et du Tympanal, il est saillant à l'intérieur du crâne et forme une masse oblongue, dirigée très obliquement en bas, en avant et un peu en dedans. — Plus large et plus épais au centre qu'à ses deux extrémités, il est comprimé latéralement et taillé à quatre pans opposés deux à deux, l'antérieur et le postérieur plus étroits que les deux autres.

Le *Plan antérieur* ou *cérébral* est en saillie sur la limite postérieure du compartiment destiné au cerveau. Il répond en dehors à la partie postérieure du Squamosal et du Pariétal. En dedans, il est séparé du plan interne par un bord mince et sinueux, où se fixe la cloison transverse des méninges.

Le *Plan postérieur* répond, par juxtaposition, au bord externe de l'Occipital. Sa partie inférieure est libre et visible sous le crâne.

La *Face externe* se soude rapidement avec le Mastoïde qui la recouvre presqu'entièrement.

La *Face interne* ou *cérébelleuse* concourt à former la paroi latérale du compartiment crânien occupé par le cervelet. Cette surface onduleuse présente au-dessous de sa partie moyenne l'*Hiatus auditif interne*, dont le fond est percé de trous destinés au nerf facial et au nerf auditif. — En arrière de l'hiatus, au-dessous d'une dépression répondant à la partie inférieure du canal demi circulaire supérieur, est une fente, dite *orifice externe de l'aqueduc du vestibule*, par laquelle des prolongements de la dure-mère et des vaisseaux pénètrent dans le labyrinthe.

L'*extrémité supérieure* s'amincit et se confond à la face interne du Mastoïde. Elle représente la *base de la pyramide* de l'Homme.

L'*extrémité inférieure*, plus épaisse, se termine par un bord rugueux et libre au-dessus de l'intervalle qui sépare les deux trous déchirés. — En dedans, elle porte une échancrure destinée au *nerf trifacial*. — En dehors, elle forme la paroi interne de la cavité du tympan, par une surface peu étendue, légèrement convexe et inclinée en bas. Cette paroi est percée de deux petites ouvertures, dites *fenêtre ovale* ou *vestibulaire* et *fenêtre ronde* ou *limacienne* : la première, moins étroite, est en avant et un peu au-dessus de la seconde, et elles sont séparées par un léger relief nommé *promontoire*. — En arrière, au-dessus de la fenêtre ronde, est l'orifice postérieur du *conduit spiroïde*, prolongé inférieurement par un sillon.

A la partie antérieure de cette surface est le *sillon pétreux*, dirigé d'avant en arrière et destiné à l'artère vidienne, au nerf vidien ou grand pétreux superficiel, ainsi qu'au nerf petit pétreux superficiel. L'extrémité antérieure de ce petit sillon répond à une échancrure du Tympanal, qui la convertit en un trou irrégulier, quelquefois divisé en deux, et situé au-dessus du trou guttural, dont il est imparfaitement séparé. L'extrémité postérieure aboutit à un petit trou, dit *hiatus de Fallope*, orifice antérieur du *conduit pétreux* qui pénètre dans le conduit spiroïde.

Ruminants. Plan antérieur libre et saillant, chez le *Bœuf*; moins épais chez le *Mouton* et recouvert par le bord postérieur du

Pariétal. — Extrémité supérieure mince chez le *Mouton*, épaisse dans le *Bœuf*, et, avec l'âge, se creusant de cellules communiquant avec le sinus pariétal. — Extrémité inférieure amincie et en partie contiguë au bord externe de l'apophyse basilaire. — *Hiatus de Fallope* percé sur le bord antérieur de cette extrémité.

Porc. Rocher peu volumineux et taillé en pointe à ses deux extrémités. — Simplement contigu au Mastoïde et aux os voisins, il ne se fixe qu'au Tympanal. — Hiatus de Fallope percé en avant et en bas, à peu près comme chez les Ruminants.

Carnassiers. Rocher incliné presque horizontalement et taillé en pyramide à base postérieure, à peu près comme chez l'Homme. — Plan antérieur presque libre dans le *Chien*, entièrement recouvert, dans le *Chat*, par une lame transverse du Squamosal et du Pariétal. Le bord externe de ce plan s'unit au Squamosal; en outre, il se prolonge en bas et en dehors, entre le Squamosal et le Tympanal, sous forme d'une lamelle dont le bord libre divise en deux une étroite fissure rappelant la *fente de Glaser*, mais apparente seulement dans le jeune âge. — Le plan postérieur ou inférieur s'unit au bord externe de l'apophyse basilaire. Entre ces deux parties, dans le *Chien* et non dans le *Chat*, est creusé le double *conduit pétro-basilaire*. — A la face interne du Rocher, le trou vasculaire du vestibule, situé au dessus et en arrière de l'hiatus auditif, est plus grand et plus profond dans le *Chien* que dans le *Chat*.

Rongeurs. Comprimé d'un côté à l'autre et soudé à la face interne du Mastoïde qu'il recouvre entièrement, le Rocher, comme cet os, est irrégulièrement quadrilatère et uni, par ses bords, en bas et en arrière, à l'Occipital. Le bord antérieur est libre. — A la face interne, le trou vasculaire du vestibule est profond et plus grand que l'hiatus, au-dessus duquel il est creusé. — Le conduit pétro-basilaire est simple.

Oiseaux. Le Rocher est confondu avec l'Occipital, à la face interne duquel il est visible.

DÉVELOPPEMENT DU TEMPORAL AUDITIF.

Il débute rapidement par le Rocher. Le Mastoïde se montre plus tard. Pour les deux, l'ossification marche de haut en bas et les réunit. Les dernières parties ossifiées sont l'apophyse mastoïde et sa tige hyoïdienne.

Le Tympanal se développe en même temps que le Mastoïde. L'ossification commence par le cadre et s'étend peu à peu à la bulle et au tube auditif.

Il y a union rapide du Rocher avec le Mastoïde, puis avec le Tympanal, chez le Cheval, le Bœuf, le Mouton et les Carnassiers. — Dans le *Mouton*, le Tympanal se soude plus tard. Il en est à peu près de même chez le *Lapin*. — Dans le *Porc*, le Rocher s'unit tard au Tympanal et reste disjoint du Mastoïde.

OS DE LA FACE.

Les os de la face peuvent être groupés, d'après leurs affinités naturelles, en quatre sections, ainsi qu'il suit :

1° L'*Os du nez*, le *Vomer* et le *Cornet*;

2° L'*Intermaxillaire*, le *Maxillaire supérieur*, le *Lacrymal*, le *Jugal* et le *Palatin*;

3° Le *Maxillaire inférieur*;

4° L'*Hyoïde* ou *Appareil hyoïdien*.

1ʳᵉ SECTION NASALE.

OS DU NEZ.

Les deux Os du Nez occupent le plan supérieur de la Face, en avant du Frontal, et recouvrent les cavités nasales.

Allongés d'avant en arrière, aplatis de dessus en dessous et triangulaires à base postérieure, ils sont incurvés transversalement, à concavité inférieure. — Leur face supérieure ou externe est lisse. — Leur face inférieure donne attache à la lame de la volute supérieure de l'Ethmoïde.

Engrenés l'un avec l'autre dans le plan médian, ils s'unissent, en arrière, au Frontal, — latéralement, au Lacrymal, au Maxillaire supérieur et au sommet de la branche montante de l'Intermaxillaire.

Leur extrémité antérieure, libre, simplement contiguë à l'opposée et par cela même plus flexible, forme une longue pointe triangulaire, dite *épine sus-nasale*.

Ruminants. Moins longs, moins larges que dans le Cheval, et rétrécis aux deux extrémités. — Unis peu solidement entre eux, ainsi qu'aux os voisins. — Ne touchant pas l'Intermaxillaire chez le *Mouton* et quelquefois aussi chez le *Bœuf*, mais non dans la *Chèvre*. — Extrémité antérieure peu prolongée : en pointe simple dans le *Mouton*, bifide dans la *Chèvre* et surtout chez le *Bœuf*.

Porc. Os du nez longs, étroits, fortement unis en dehors au Maxillaire et plus longuement encore à l'Intermaxillaire. — *Épine sus-nasale* courte et forte, taillée en pointe, dont le sommet arrive presque au niveau de l'extrémité antérieure de la tête, et donne appui à l'*Os du boutoir*, qui termine en avant la cloison nasale.

Carnassiers. Os du nez étroits, surtout en arrière, courts dans le *Chat*, plus allongés dans le *Chien*. — Unis en dehors au Maxillaire et presque autant à l'Intermaxillaire. — Extrémité antérieure un peu élargie, mais non détachée, ni saillante, échancrée et formant deux pointes, dont l'interne est plus courte que l'externe.

Rongeurs. Allongés, larges et convexes d'un côté à l'autre. — Unis par tout le bord externe à la branche montante de l'Intermaxillaire. — Extrémité antérieure peu saillante.

Oiseaux. Allongés, aplatis, appuyés en arrière sur l'Ethmoïde et répondant, du côté externe, au Frontal, ainsi qu'au Lacrymal. — Divisés en avant par une profonde échancrure en deux longues branches : l'interne répond à l'apophyse de l'Intermaxillaire qui monte entre les deux Os du nez; l'externe s'unit en bas au Maxillaire supérieur. Ces deux branches forment par leur écartement presque tout le contour postérieur de l'ouverture du nez.

VOMER.

Allongé d'arrière en avant et situé, dans le plan médian, à la partie inférieure des cavités nasales, le Vomer est formé d'une lame mince, aplatie d'un côté à l'autre, qui, dès le principe, se soude à l'opposée, par son bord inférieur. De cette réunion, résulte la *gouttière du Vomer*, qui reçoit le bord inférieur de la cloison du nez. La hauteur des lames du Vomer et, par suite, la profondeur de la gouttière diminuent d'arrière en avant, jusqu'à l'extrémité antérieure qui, aplatie de dessus en dessous, s'applique sur la partie postérieure de la branche palatine des Intermaxillaires.

Le bord inférieur du Vomer se prolonge un peu au-dessous de la gouttière : dans sa moitié antérieure, il est refoulé, rugueux et fixé sur la suture des Maxillaires supérieurs ; dans sa moitié postérieure, il est libre, tranchant, et il sépare les deux cavités nasales, au-dessus de leur ouverture gutturale.

A son extrémité postérieure, après s'être uni, en haut, à la lame papyracée de l'Ethmoïde, le Vomer s'élargit transversalement et forme ainsi les *Ailes* du Vomer qui se fixent au Palatin, ainsi qu'au Ptérygoïde antérieur. Puis, il se termine par deux pointes séparées par une échancrure, dirigées en arrière et appliquées sous le corps du Sphénoïde antérieur.

Ruminants. Vomer fort en avant, et mince en arrière. — Gouttière large et profonde. — Bord inférieur en lame très haute chez le *Bœuf*. Après s'être fixé sur la suture des Maxillaires, ce bord, mince et saillant, surtout en arrière, monte jusqu'au Sphénoïde antérieur, bien au-dessus de la partie inférieure des Palatins et de l'ouverture gutturale des narines.

Porc. Vomer très allongé, à lames minces et hautes. — Bord inférieur très prolongé au-dessous de la gouttière, longuement fixé sur la languette palatine des Intermaxillaires, sur les Maxillaires et aussi sur les Palatins. Partie postérieure ou libre de ce bord courte, peu saillante et à tranchant concave.

Carnassiers. Moins long que dans les animaux précédents. — Gouttière étroite et peu profonde. — Bord inférieur uni aux Maxillaires et à la partie antérieure des Palatins; peu saillant dans sa partie libre. — Ailes minces et larges.

Rongeurs. A peu près comme dans le *Chat*. — Gouttière plus profonde. — Bord inférieur mince, saillant et libre dans toute son étendue; moins prononcé en arrière, éloigné de l'ouverture gutturale et terminé par une pointe libre au-dessous de l'échancrure postérieure. — Ailes minces et bien développées.

Oiseaux. Vomer petit. — Gouttière étroite. — Bord inférieur divisant l'ouverture gutturale. — Pas d'ailes. — Cartilagineux chez les *Gallinacés*, il est osseux dans les *Palmipèdes*.

CORNET.

Le Cornet, encore nommé *Cornet sous-ethmoïdal*, est un os pair, couché sur la paroi externe des cavités nasales, au-dessous et en avant de l'Ethmoïde, dont il est toujours distinct.

Allongé d'arrière en avant, cylindroïde et comprimé d'un côté à l'autre, il est formé d'une lame mince et percée à jour, dont le bord inférieur se fixe sur une arête du Maxillaire supérieur; par son bord supérieur ou libre, elle se dirige en haut, puis en dehors et s'enroule deux fois et demie sur elle-même, comme la grande volute ethmoïdale, mais en sens opposé.

Moins grand que cette volute, le Cornet est, comme elle, prolongé et terminé en avant par une lame cartilagineuse; à l'intérieur, il y a aussi une cloison transverse qui le divise en deux compartiments, dont le postérieur, simple et plus large, forme la paroi inférieure et postérieure du sinus maxillaire antérieur, tandis que l'antérieur communique, par le méat moyen, avec la cavité nasale.

Ruminants. Cornet grand et fixé tard au Maxillaire, surtout chez le *Bœuf*. — Sa lame, simple à son origine, se dirige en dedans et se partage en deux feuilles qui s'enroulent, l'une en haut, comme chez le Cheval, et l'autre en bas. Chacune d'elles décrit deux tours et demi, et la cavité du cornet ne communique pas avec le sinus maxillaire.

Porc. Doublement enroulé, comme chez les Ruminants, plus long, moins large, moins fragile et plus tôt fixé au Maxillaire.

Carnassiers. Cornet court, mais complexe et pourvu de nombreuses volutes disposées comme celles de l'Ethmoïde. Les deux feuilles, en lesquelles sa lame se partage, se recourbent et s'enroulent en sens inverse, comme dans les espèces précédentes; mais en outre, chacune d'elles, divisée et subdivisée en manière dichotomique, forme beaucoup de replis étroits et serrés les uns contre les autres.

Rongeurs. Disposé comme chez les Carnassiers, mais à replis moins nombreux, plus larges et moins serrés.

Oiseaux. Cornet petit et généralement réduit à l'état membraneux, comme les volutes de l'Ethmoïde.

2ᵉ SECTION MAXILLAIRE SUPÉRIEURE.

INTERMAXILLAIRE.

Encore nommé *Os incisif*, parce qu'il porte les dents incisives supérieures, l'Intermaxillaire occupe l'extrémité antérieure de la Face.

Allongé d'avant en arrière, il est renflé en avant et prolongé postérieurement par deux apophyses : l'externe est la *branche montante* ou *nasale*; l'interne, moins longue et moins forte, est le *branche palatine*.

La *Partie antérieure* est épaisse, convexe à sa face supérieure ou *labiale*, et concave à sa face inférieure ou *buccale*. — Son bord externe dirigé en bas, est convexe et creusé de trois alvéoles pour les dents incisives. — Le bord interne, plus épais et coupé verticalement, s'unit par denticules à l'Intermaxillaire opposé. Vers le milieu de cette symphyse est le *conduit incisif*, creusé de haut en bas entre les deux os, et rappelant le *conduit palatin antérieur* de l'Homme.

La *Branche montante* de l'Intermaxillaire est longue, comprimée d'un côté à l'autre et dirigée obliquement en arrière et en haut. Fixée par son bord postérieur au Maxillaire, elle s'unit par son sommet au bord externe de l'Os du nez. Libre dans le reste de son étendue, elle forme avec l'épine sus-nasale l'échancrure *maxillo-nasale*.

La *Branche palatine* est une languette aplatie de dessus en dessous et dirigée d'avant en arrière. — De ses deux faces, l'inférieure est *buccale*, et la supérieure ou *nasale* soutient l'extrémité antérieure du Vomer et de la cloison du nez. — Par son bord interne, elle répond à l'opposée. — Par son bord externe, elle concourt, avec le Maxillaire supérieur, à former la *fente incisive*.

Ruminants. La *Partie antérieure*, au lieu d'être renflée, est aplatie de dessus en dessous, et ne porte pas de dents. — La *Branche montante* n'atteint pas l'Os du nez, chez le *Mouton* et quelquefois aussi chez le *Bœuf*. — La *Branche palatine* est forte et presque aussi longue que l'autre (1).

Porc. Peu renflé en avant. — Branche montante forte, large et unie dans presque toute son étendue à l'Os du nez. — Languette palatine courte, comprimée latéralement et formant une gouttière avec l'opposée. — Pas de *conduit incisif.*

Carnassiers. Epais en avant. — Branches étroites et fortes. — Gouttière nasale comme chez le Porc.

Rongeurs. Partie antérieure forte et allongée en pointe. — Branche montante grêle, longue, s'élevant jusqu'au Frontal, entre le Maxillaire et l'Os du nez. — Branche palatine forte. — Gouttière nasale divisée en deux par une crête médiane. — Pas de *conduit incisif.*

Oiseaux. L'Intermaxillaire, relativement grand, est bientôt soudé à l'opposé. — La partie antérieure, base du bec, est forte, convexe en dessus et concave en dessous; pointue chez les *Gallinacés*, élargie et comprimée de dessus en dessous chez les *Palmipèdes.* — Les branches montantes, longues et flexibles, se soudent plus tard l'une à l'autre, et remontent entre les Os du nez jusqu'au Frontal. En dehors de leur base, est une grande échancrure dont le fond arrête le contour antérieur de l'ouverture nasale. — Les branches palatines, taillées en pointe, divergent en arrière, et s'unissent au Maxillaire supérieur.

(1) L'Intermaxillaire qui, chez l'Homme, se soude très rapidement au Maxillaire supérieur, s'y réunit tard dans les Quadrupèdes domestiques, et surtout chez les Ruminants, où la soudure n'est jamais complète.

MAXILLAIRE SUPÉRIEUR.

Base principale de la mâchoire supérieure, le Maxillaire est une grande et forte pièce située sur la partie latérale de la Face et unie inférieurement à l'os opposé par une lame transverse.

En connexion avec tous les os de la région maxillaire supérieure et avec ceux de la section nasale, il concourt à former les parois des cavités nasales, ainsi que la voûte de la bouche; en outre, il porte les dents molaires supérieures et la canine.

Formé d'une lame verticale, inférieurement repliée en dedans, à angle droit, le Maxillaire supérieur est irrégulièrement quadrilatère, allongé d'arrière en avant et aplati d'un côté à l'autre. Aminci en avant et en haut, mais très épais en bas et en arrière, il est incurvé de haut en bas, à concavité interne.

La *face externe* de la partie verticale est convexe.

Elle présente sur le tiers postérieur, vers le milieu de sa hauteur, l'*Apophyse* ou *Tuberosité malaire*, grosse saillie longitudinale, prismatique et rétrécie à ses extrémités. Les deux tiers postérieurs de ce relief s'unissent par lamelles avec la base du Jugal, en dessous duquel il se prolonge en pointe au-delà du Maxillaire et donne appui au sommet de l'apophyze zygomatique. Son plan inférieur, allongé, mais étroit, tourné en bas et rugueux, concourt avec le bord inférieur du Jugal à donner attache au masséter. Le tiers antérieur de l'apophyse malaire a deux plans inversement obliques, l'un supérieur, plus étendu, l'autre inférieur, étroit et rugueux, prolongeant la surface destinée au masséter. Entre ces deux plans, règne une forte et vive arête qui fait suite à la crête massétérine de l'arcade zygomatique. En avant, ce relief se termine au niveau de la première arrière-molaire et de l'extrémité antérieure des sinus maxillaires.

Vers le milieu de la surface maxillaire externe, est le *trou sous-orbitaire*, orifice antérieur du conduit dentaire supérieur.

En avant, se trouve la *fosse canine* ou *sous-orbitaire*, longue dépression qui s'élargit de haut en bas et d'arrière en avant.

La *face interne*, concave, forme presque toute la paroi externe de la cavité nasale correspondante. Elle présente, vers sa partie supérieure, la *gouttière lacrymale* ou *lacrymo-nasale*, nommée *canal nasal* chez l'Homme, long sillon horizontal, destiné au conduit lacrymal. — Plus bas et dirigée dans le même sens, est l'arête du Cornet sous-ethmoïdal. — En arrière, on voit l'entrée du sinus maxillaire, large ouverture en grande partie fermée par la base du cornet et limitée inférieurement par le bord supérieur d'une lame longitudinale, très saillante, bord épais dans lequel est creusé le conduit dentaire. Au-dessous, la surface du Maxillaire se couvre de lamelles pour s'unir au Palatin.

En bas de cette face interne, est la Portion replice, grande lame, allongée d'avant en arrière et aplatie de dessus en dessous, qui forme, par sa face supérieure, la paroi inférieure de la fosse nasale, et par sa face inférieure, une grande partie de la voûte palatine. Par son bord interne, épais, cette lame s'engrène, au moyen de fortes dentelures, avec celle du côté opposé et réunit ainsi les deux Maxillaires l'un à l'autre. Mais, dans son tiers antérieur, ce bord s'amincit et s'échancre pour recevoir la languette palatine de l'Intermaxillaire, et former avec elle l'ouverture dite *fente incisive*.

Le bord supérieur ou *nasal*, mince et moins étendu que les autres, s'unit par mortaise et par lamelles écailleuses avec le bord correspondant de l'Os du nez.

Le bord inférieur, encore nommé *bord alvéolaire*, est épais et creusé d'alvéoles où sont enracinées les dents molaires supérieures. — En avant, ce bord, très aminci, constitue l'espace *interdentaire supérieur*, limité par l'alvéole de la dent canine. — En arrière, il est terminé par la *Tubérosité maxillaire*, grosse saillie rugueuse, formant la paroi postérieure du sinus maxillaire, lorsqu'elle devient creuse après l'éruption des dernières molaires.

Le bord *antérieur*, oblique en bas et en avant, rejoint à angle aigu le bord inférieur, et s'unit par mortaise à la branche montante de l'Intermaxillaire.

Le bord *postérieur*, irrégulier et coupé obliquement en bas et en arrière, s'articule au moyen de lamelles superficielles, en haut, avec le Lacrymal, — immédiatement au-dessous, avec la base du Jugal, — en bas, en dedans et jusque par le bord postérieur de la lame repliée, avec le Palatin.

Ruminants. Face externe très convexe. — *Apophyse malaire* large et grosse, très étendue en avant et terminée en pointe mousse; peu prolongée en arrière sous le Jugal. — Bord supérieur court. — Bords antérieur et postérieur très obliques. — Arête de l'espace interdentaire incurvée en Ş. — Tubérosité maxillaire très renflée en haut par l'adjonction de la bulle lacrymale. — Sinus maxillaire très développé, surtout dans le Bœuf.

Porc. Allongé d'avant en arrière. — Surface externe concave. — *Apophyse malaire* moins étendue et mieux circonscrite que chez les Ruminants; en pyramide prismatique, à base postérieure, avec prolongement à la face interne du Jugal; partie antérieure taillée en pointe et divisée par une arête saillante en deux plans égaux, concaves et inversement obliques. — Espace interdentaire très court. — Tubérosité maxillaire presque nulle. — Sinus peu étendu.

Carnassiers. Court d'avant en arrière, surtout dans le Chat. — L'angle supérieur et postérieur monte jusqu'au Frontal et reproduit l'*apophyse montante* de l'Homme. — *Apophyse malaire* saillante, mais peu prolongée en avant; pyramidale, à base antérieure; sommet renversé en arrière à la face interne du Jugal. — Bords antérieur et postérieur peu obliques. — Espace interdentaire et tubérosité maxillaire presque nuls. — Pas de Sinus.

Rongeurs. Un peu allongé d'avant en arrière, il atteint le Frontal et ne le touche que dans une faible étendue. — *Apophyse malaire* saillante et dirigée en dehors; base circonscrite; sommet recourbé en arrière à la rencontre du Jugal. — Partie verticale mince et presque entièrement percée à jour. — Partie repliée très étroite d'avant en arrière. — Tubérosité maxillaire renflée en haut. — Sinus peu développé.

Oiseaux. Moins développé que l'Intermaxillaire, il concourt à former l'orifice du nez, les parois de la cavité nasale et la voûte palatine. Il s'unit en avant à l'Intermaxillaire, en arrière à la branche externe de l'Os du nez, au Jugal, et, en bas, au Palatin. — Chez les *Palmipèdes*, il est plus grand et plus épais; en arrière et en dedans, il donne une forte lame palatine qui rejoint l'opposée dans le plan médian, forme la partie postérieure de la voûte du palais, et donne appui à l'extrémité antérieure des Palatins et du Vomer. Cette lame est étroite et mince chez les *Gallinacés*.

LACRYMAL.

Le Lacrymal occupe la partie antérieure de l'orbite. — Il est formé d'une lame mince, allongée d'avant en arrière et pliée à angle droit, de manière à présenter une section antérieure ou *faciale*, tournée en dehors, et une section postérieure ou *orbitaire*, qui regarde en arrière. — L'arête courbe qui délimite ces deux régions concourt à former le cadre de l'orbite; elle porte quelques rugosités, dont la principale est dite *tubercule lacrymal*.

La partie faciale, plane ou légèrement convexe, est peu étendue et irrégulièrement quadrilatère. Par ses bords découpés en lamelles, elle s'unit, en haut, à l'Os du nez et au Frontal, en bas au Jugal, et en avant au Maxillaire supérieur.

La partie orbitaire est une bande étroite qui se prolonge entre le Frontal et le Jugal jusqu'au fond de l'orbite, où elle atteint le Maxillaire et le Palatin. — Près du bord de l'orbite est creusé, en forme d'entonnoir, le *trou lacrymal*, orifice postérieur du conduit lacrymal, dont l'origine est comprise entre les deux lames de l'os.

La face interne du Lacrymal, concave, constitue, avec les os voisins, la paroi externe des sinus frontal et maxillaire.

Ruminants. Grand dans ses deux sections, le Lacrymal se termine, au fond de l'orbite, par la *bulle lacrymale*, grosse boursoufflure, à parois minces et fragiles, qui s'ajoute à la tubérosité maxillaire pour fermer en arrière le sinus maxillaire. — Chez le *Mouton*, la partie faciale présente une excavation dite *fosse larmière*.

Porc. Allongé, mais peu large. — En avant il ne s'unit pas à l'Os du nez. — En arrière, il est séparé du Palatin par l'*os planum*. — La région faciale présente, au lieu de fosse larmière, une forte dépression à insertions musculaires, partie postérieure de la fosse canine. — Il y a deux *trous lacrymaux*, percés en avant du rebord de l'orbite. — Dans la section orbitaire, est la *fossette du petit oblique*, excavation étroite et profonde, très peu marquée dans les autres quadrupèdes domestiques.

Carnassiers. Petit et réduit à sa partie orbitaire.

Rongeurs. Peu étendu, très mince et entièrement orbitaire, il n'apparaît au dehors que par une pointe saillante en haut du contour antérieur de l'orbite et représentant le *tubercule lacrymal*. — Le canal lacrymal est creusé entre son bord inférieur et le Maxillaire supérieur.

Oiseaux. Plus petit dans les Gallinacés que chez les Palmipèdes.

— Irrégulièrement triangulaire et fixé, par sa base, au devant de l'orbite, sur le bord externe du Frontal et de l'Os du nez. — Pas de *trou lacrymal*.

JUGAL.

Situé sur la partie latérale de la tête, le Jugal concourt à relier la Face au Crâne et à former l'orbite, ainsi que l'arcade zygomatique.

Allongé d'avant en arrière, épais et comprimé d'un côté à l'autre, il est irrégulièrement triangulaire.

Par sa *base* ou extrémité antérieure, il s'unit largement au Maxillaire, ainsi qu'au bord inférieur du Lacrymal.

Par son *sommet* ou extrémité postérieure, il se prolonge et se fixe longuement en dessous de l'apophyse zygomatique.

La *face externe* est lisse, plane ou légèrement convexe. — La *face interne* s'unit par lamelles au Maxillaire supérieur et concourt à former les parois du sinus correspondant.

Le *bord supérieur*, élargi, court et concave d'avant en arrière, forme la section inférieure de l'orbite; il est séparé de la face externe par une arête courbe qui fait partie du cadre orbitaire.

Le *bord inférieur*, moins large et plus long, est rugueux pour l'attache du masséter; il est séparé de la face externe par une arête vive qui forme la *crête massétérine*.

Ruminants. Grand et à large base antérieure. — Face externe étroite. — Bord inférieur large, tourné en dehors et concave d'un côté à l'autre; sa rive externe ou *crête massétérine*, plus élevée que l'interne, est très saillante et arquée à convexité inférieure. — En arrière, l'os se divise en deux branches: l'inférieure est horizontale et se joint à l'apophyse zygomatique, à peu près comme dans le Cheval; la supérieure, dite *orbitaire*, est forte, montante et unie bout à bout à l'apophyse orbitaire du Frontal.

Porc. Large et forte lame aplatie d'un côté à l'autre. — Face interne presque entièrement libre. — Bord supérieur concave en avant dans sa partie orbitaire, échancré en arrière et fixé sous l'apophyse zygomatique. — Branche orbitaire très peu saillante. — Bord inférieure long, mince et convexe. — Extrémité antérieure élargie, fixée sur l'apophyse malaire et peu prolongée en avant. — Extrémité postérieure saillante, sous l'apophyse zygomatique, en dehors de la surface temporo-maxillaire.

Carnassiers. Allongé, aplati latéralement et arqué à convexité externe, surtout dans le *Chat*. — Face interne libre et concave. — Bord supérieur mince et concave dans sa moitié antérieure ou orbitaire, convexe et plus épais en arrière. — Bord inférieur concave suivant sa longueur et taillé en biseau du côté externe. — Extrémité antérieure ou *base* appuyée sur l'apophyse malaire et mieux circonscrite que dans le Porc. — Branche orbitaire n'atteignant pas le Frontal, saillante dans le *Chat* et réduite à une petite pointe dans le *Chien*. — Extrémité postérieure terminée en pointe sous l'apophyse zygomatique.

Rongeurs. Allongé, élargi, aplati latéralement et non arqué. — Bords minces et un peu saillants en dehors : le supérieur un peu concave et l'inférieur légèrement convexe. — Extrémité antérieure étroite et rapidement soudée au sommet de l'apophyse malaire. — Branche orbitaire nulle. — Extrémité postérieure prolongée sous l'apophyse zygomatique qu'elle dépasse en arrière, après avoir limité en dehors la surface temporo-maxillaire.

Oiseaux. Tige grêle, cylindrique et droite : longuement fixée en arrière sous l'apophyse zygomatique, et rapidement soudée au Maxillaire par son extrémité antérieure.

PALATIN.

Le Palatin occupe la région inférieure de la tête, entre la Face et le Crâne. — Il constitue la partie postérieure de la voûte du palais, et circonscrit l'ouverture gutturale des narines.

Il est allongé d'arrière en avant, irrégulièrement triangulaire à base postérieure, et tordu sur lui-même, de sorte que sa partie antérieure est comprimée de dessus en dessous, tandis que sa partie postérieure est aplatie d'un côté à l'autre.

La *partie antérieure* ou *horizontale*, étroite, s'incurve de dehors en dedans, et, par son extrémité légèrement renflée, elle s'unit, dans le plan médian, au Palatin opposé. — De ses deux faces, planes et lisses, la supérieure est nasale, tandis que l'inférieure termine en arrière la voûte palatine. — Le bord antérieur ou externe, convexe et denticulé, s'unit au Maxillaire. — Le bord postérieur ou interne, lisse et concave, forme le contour antérieur de l'ouverture gutturale.

La *partie postérieure* ou *verticale* du Palatin s'élargit d'avant en arrière. — Sa face externe, lamelleuse dans sa moitié antérieure, s'unit au Maxillaire et présente un sillon longitudinal, concourant à former le *conduit palatin*. Elle est lisse dans sa moitié postérieure qui fait partie de la fosse sphéno-palatine. — La face interne, lisse dans toute son étendue, complète la paroi externe des cavités nasales. — Le bord supérieur, mince, s'applique contre le Maxillaire et présente, vers le milieu de son étendue, le *trou nasal* ou *sphéno-palatin*. — Le bord inférieur, rugueux, dit, chez l'Homme, *apophyse* ou *tubérosité palatine*, forme, avec les Ptérygoïdes, la *crête ptérygo-palatine*.

Enfin, à son extrémité postérieure, le Palatin écarte ses deux lames supérieurement, pour s'unir : en dehors, au Frontal ; — en arrière, au Sphénoïde antérieur et au Ptérygoïde postérieur ; — en dedans, à l'Ethmoïde, au Vomer et au Ptérygoïde antérieur. L'espace compris entre ces deux lames forme la partie la plus reculée du sinus maxillaire, ainsi que l'entrée du sinus sphénoïdal.

Ruminants. Palatin grand et mince. — Partie *verticale* haute, large et libre sur ses deux faces. — Partie *horizontale* très étendue, formant le quart postérieur de la voûte palatine. Elle répond largement, en dehors, au Maxillaire, et, en dedans, au Palatin opposé. En haut, elle écarte ses deux lames et fait partie du sinus maxillaire, sans atteindre le Frontal. — *Conduit palatin* creusé dans l'épaisseur de l'os. — *Trou nasal* large et elliptique. — *Apophyse* ou *crête palatine* mince et saillante.

Porc. Allongé et plus large en arrière qu'en avant. — Partie *horizontale* épaisse, constituant presque le quart de la voûte palatine, et formant, avec l'opposée, une crête médiane très saillante dans les fosses nasales, pour soutenir le Vomer. — Partie *verticale* presque entièrement recouverte en dehors par le Maxillaire et contribuant peu à la fosse sphéno-palatine. — *Conduit palatin* creusé entre l'os et le Maxillaire. — *Apophyse palatine* forte, comprimée latéralement, rugueuse et saillante en bas.

Carnassiers. Construit à peu près comme chez le Porc, mais plus étendu. — Partie *horizontale* formant le tiers de la voûte palatine. — Partie *verticale* peu couverte par le Maxillaire, se développant largement dans la fosse sphéno-palatine, et montant jusqu'au Frontal. — *Conduit palatin* creusé dans l'épaisseur de l'os. — Un *trou nasal* arrondi, et un autre, plus petit, en avant et plus haut. — *Apophyse* ou *crête palatine* mince et droite.

Rongeurs. Palatin rappelant, par sa forme et sa disposition, celui du Cheval. — Partie *horizontale* très étroite. — Partie *verticale* large, mince, non divisée en deux lames, et concourant à former la fosse sphéno-palatine. — *Crête palatine* mince, saillante et bifide en arrière, pour s'agencer avec les deux Ptérygoïdes.

Oiseaux. Le Palatin est une longue tige, libre et non réunie à l'opposée. — Articulé postérieurement avec le Ptérygoïde ou *Os* *transverse*, et avec le corps du Sphénoïde antérieur, au moyen d'une lamelle repliée en avant, il s'unit par son extrémité antérieure au Maxillaire supérieur. — Plus fort et moins long dans les *Palmipèdes*, il s'appuie postérieurement sur l'Os transverse et le Vomer, et non sur le Sphénoïde.

3ème SECTION.

MAXILLAIRE INFÉRIEUR.

Le Maxillaire, base de la mâchoire inférieure, est un os pair qui s'étend horizontalement sous la Face dont il fait partie, et se prolonge en arrière jusqu'au Crâne.

Obliquement dirigé d'arrière en avant et de dehors en dedans, il s'articule en arrière avec le Squamosal, et s'unit en avant à l'os opposé.

Dans leur ensemble, les deux Maxillaires inférieurs forment une grande et forte pièce, à laquelle on reconnaît un *Corps* et deux *Branches*.

Le *Corps* ou partie antérieure est limité en arrière par un rétrécissement nommé *Col.* — Les *Branches*, aplaties latéralement et légèrement incurvées à concavité externe, divergent postérieurement comme celles d'un V. Leur bord supérieur est plus porté en dehors que le bord inférieur. Chacune d'elles présente une section antérieure ou *horizontale*, qui porte les dents molaires, et une section postérieure ou *verticale*, qui s'élargit, remonte vers les parties latérales du crâne et s'y articule (1).

Le Maxillaire inférieur concourt à former les parois de la bouche. Les branches comprennent entre elles l'*espace intermaxillaire*, qui

(1) Chez l'Homme, on comprend sous le titre de *Corps* la partie antérieure de l'os, ainsi que la section *horizontale*, — et on donne le nom de *Branches* seulement à la partie montante ou *verticale*.

loge et protège la langue, ainsi que d'autres organes. Sur les deux faces de la partie verticale ou montante se fixent les principaux muscles releveurs de la mâchoire.

Considéré isolément, chaque Maxillaire inférieur est un os aplati d'un côté à l'autre et allongé d'avant en arrière. Élargi et relevé dans sa partie postérieure, il offre à peu près la forme d'un triangle rectangle, dont le grand côté est supérieur et concave.

On peut lui reconnaître cinq régions, savoir : la *Région antérieure*, dite *prémaxillaire* ou *mentonnière* ; — la *Partie horizontale* ou *droite*, dite *Région maxillaire* ; — la *Partie verticale* ou *montante*, encore nommée *Région angulaire* ; — et la *Section postérieure*, divisée elle-même en *Partie articulaire* ou *condylienne* et *Partie surangulaire* ou *coronoïde*.

RÉGION ANTÉRIEURE ou PRÉMAXILLAIRE.

Allongée d'avant en arrière, la région antérieure affecte la forme d'une demi spatule, aplatie de dessus en dessous en avant, et plus épaisse vers le milieu de sa longueur. En arrière, au niveau du col, elle se redresse et devient aplatie d'un côté à l'autre, comme le reste de l'os.

Le *plan supérieur*, concave, répond à la pointe de la langue. — Le *plan inférieur*, plus étendu, convexe et rugueux, donne attache aux tissus de la lèvre inférieure et du menton. — Vers le milieu du col, s'ouvre le *trou mentonnier*, orifice antérieur du conduit dentaire inférieur (1).

Le *bord externe*, dans sa partie antérieure, *dentaire* ou *incisive*, est un peu relevé, arqué, épais et creusé de trois alvéoles, destinés aux incisives inférieures, et d'un quatrième, peu éloigné,

(1) Ce long canal vasculo-nerveux, après avoir passé sous les racines des dents molaires, débouche en ce point et se prolonge par une branche jusqu'aux incisives.

où est enchâssée la canine, dent ordinairement petite ou même absente chez la Jument. — Dans sa partie postérieure, au niveau du col, ce bord, incurvé à concavité externe, regarde en haut; c'est une crête mince qui s'étend de la canine à la première molaire et forme l'*espace interdentaire inférieur*.

Le *bord interne* est presque entièrement converti en une surface verticale et rugueuse qui s'allonge et s'élargit d'avant en arrière. En s'unissant avec le bord correspondant du Maxillaire opposé, il forme la *symphyse maxillaire*, qui est d'abord mobile; mais, peu de temps après la naissance, il y a soudure entre les deux os, et la trace de leur séparation primitive n'est indiquée dans le plan inférieur et médian que par une légère ligne, crête ou sillon, qui s'efface ordinairement avec l'âge. — En arrière et en bas, au point où ce bord interne s'écarte de l'opposé, est la *surface génienne*, petite excavation à insertions musculaires, limitée inférieurement par une crête rugueuse.

PARTIE HORIZONTALE ou MAXILLAIRE.

Cette région, aplatie d'un côté à l'autre et quadrilatère, est allongée d'avant en arrière, et une fois plus haute en arrière qu'en avant. — Sa *face externe* est plane et lisse. — Sa *face interne*, lisse et légèrement convexe, présente, près du bord alvéolaire, la *ligne mylienne*, attache du muscle mylo-hyoïdien; au-dessous et en avant est une dépression superficielle et longitudinale, dite *fosse sublinguale*, qui loge la glande salivaire du même nom.

Le *bord supérieur* ou *alvéolaire*, oblique de haut en bas et d'arrière en avant, est épais et creusé d'alvéoles pour les dents molaires. — Le *bord inférieur* est horizontal, à peu près rectiligne, et d'une épaisseur qui diminue avec l'âge. Délimité en avant, par le rétrécissement du *col*, il est limité en arrière par le *sillon maxillaire*, dépression oblique et peu profonde, où s'infléchissent de dedans en dehors l'artère et la veine faciales, ainsi que le canal de Sténon.

PARTIE VERTICALE ou ANGULAIRE.

Aplatie d'un côté à l'autre, comme la précédente, cette section présente une grande largeur qui diminue de bas en haut.

Sa *face externe*, presque plane, est pourvue de lignes rugueuses qui donnent attache au muscle Masséter. — La *face interne* est concave et à fortes empreintes pour l'insertion des muscles Ptérygoïdiens. — Vers le milieu de sa hauteur et en avant de sa partie centrale, est l'orifice postérieur du *Conduit dentaire*.

Le *bord antérieur*, mince et légèrement concave, fait suite au bord alvéolaire et remonte jusqu'à la base de l'apophyse coronoïde. — Le *bord postérieur* ou *parotidien*, plus long que l'antérieur, s'étend depuis le sillon maxillaire jusqu'au col du condyle. Il est convexe, épais, rugueux, et refoulé surtout en dedans. Sa partie inférieure, la plus saillante et la plus épaisse, est à fortes empreintes musculaires et constitue l'*Angle de la mâchoire*.

RÉGION POSTÉRIEURE.

Cette partie, très élevée au-dessus des arcades molaires, présente deux éminences qui sont le *Condyle* et l'*Apophyse coronoïde*.

Le *Condyle*, articulaire avec le Squamosal, est demi-cylindroïde, allongé transversalement, plus épais et moins saillant en dehors qu'en dedans. Le *Col*, qui le soutient, est court, fort et excavé en dedans, où s'implante le Ptérygoïdien externe.

L'*Apophyse coronoïde* s'élève au-devant du condyle, dont elle dépasse beaucoup le niveau. Elle donne attache dans toute sa hauteur au muscle Temporal ou Crotaphyte. — Bien plus longue que large, cette lame est aplatie d'un côté à l'autre et un peu inclinée en arrière, ainsi qu'en dedans. — Son sommet est rugueux et légèrement convexe d'avant en arrière. — Ses deux bords, qui descendent presque parallèles, divergent un peu vers la base qui, en avant, se confond avec le bord antérieur de la partie montante.

En arrière, l'apophyse coronoïde est séparée du condyle par l'*Échancrure sigmoïde*, qui n'a que peu de largeur.

Ruminants. *Partie antérieure* relevée. — *Symphyse maxillaire* toujours mobile. — *Col* bien marqué. — Long *espace interdentaire*. — *Partie horizontale* très convexe à son bord inférieur, chez le Bœuf et non chez le Mouton. — *Partie montante* moins large que dans le Cheval. — *Bord parotidien* et *angle de la mâchoire* minces. — *Condyle* moins allongé transversalement, déprimé de dessus en dessous, concave d'un côté à l'autre, à bord postérieur aminci et relevé. — *Apophyse coronoïde* longue, recourbée en arrière, inclinée en dehors et terminée en pointe.

Porc. *Partie antérieure* épaisse, rétrécie en avant et relevée de près de 45°. — *Symphyse* prolongée en arrière et rapidement soudée. — *Col* à peine marqué. — *Trou mentonnier* à orifices multiples. — *Espace interdentaire* court. — *Partie horizontale* forte, épaisse, à surfaces convexes, surtout l'interne, et à bords rectilignes.—*Partie montante* élargie, presque quadrilatère; mince, ainsi que le *bord parotidien* et l'angle de la mâchoire. — *Condyle* irrégulièrement demi-sphérique, très convexe et un peu plus étendu d'avant en arrière que d'un côté à l'autre; incliné et saillant du côté interne. — *Apophyse coronoïde* courte, étroite, pointue, un peu inclinée en arrière et en dehors. — *Échancrure sigmoïde* large.

Carnassiers. *Partie antérieure* courte, forte et relevée d'environ 45°. — *Symphyse* non soudée. — *Col* presque nul. — *Trou mentonnier* double. — *Espace interdentaire* très court. — *Branches* très écartées, surtout dans le Chat. — *Partie horizontale* longue, étroite, mais épaisse, arquée à convexité inférieure. — *Partie montante* très réduite, surtout en dehors, par suite du grand développement de l'apophyse coronoïde. — *Bord parotidien* court, épais et rugueux. — *Angle de la mâchoire* très saillant en arrière, formant un crochet recourbé en haut et séparé du condyle par une échancrure. — Le *Condyle*, peu élevé, est presque au niveau des molaires ; il est demi-olivaire, très allongé transversalement et un peu incliné en dedans. — L'*Apophyse coronoïde*, forte, large et très élevée, s'incline en arrière et un peu en dehors. Son bord antérieur, épais et convexe, descend jusqu'au bord alvéolaire. Sa base, qui du côté interne ne dépasse pas le niveau du condyle, descend plus bas sur la face externe, où elle présente une grande excavation triangulaire, destinée aux insertions du Crotaphyte. — L'*Échancrure sigmoïde* est étroite et peu profonde.

Rongeurs. *Partie antérieure* allongée, étroite, mais forte et peu relevée. — *Symphyse* longue et mobile. — *Col* peu marqué. — Grand *espace interdentaire*. — *Branches* très divergentes. — *Partie horizontale* courte, large, épaisse, quadrilatère. — *Partie montante* grande et très mince, s'élargissant de haut en bas. Sur le bord antérieur est creusée une profonde gouttière, à bords minces et inclinés en dedans, dont l'externe, plus saillant, est l'*Apophyse coronoïde*. En bas de la gouttière, près du dernier alvéole, est un trou vasculaire, s'ouvrant, à la face interne, un peu au-dessus de l'orifice du conduit dentaire. — Le *bord parotidien* offre une grande étendue : mince et très échancré, depuis le condyle jusqu'à l'*angle de la mâchoire*, qui se trouve ainsi coupé droit, il devient épais, convexe et refoulé, surtout du côté interne, dans sa partie inférieure qui est plus saillante en bas que la section horizontale. — Le *Condyle*, fort élevé, mais peu détaché, est un segment d'ovoïde à base antérieure. — L'*Échancrure sigmoïde*, qui descend du condyle à l'apophyse coronoïde, est large, peu profonde et ouverte en avant.

Oiseaux. Maxillaire étroit et très allongé d'avant en arrière. — *Symphyse* rapidement soudée. — *Extrémité postérieure* au même niveau que l'antérieure. — *Surface articulaire* concave et divisée en deux fossettes par une arête longitudinale. En dehors, est un tubercule à insertion ligamenteuse ; en dedans, une longue apophyse ; et en arrière, l'*angle de la mâchoire*, prolongement aplati latéralement, pointu et recourbé en haut. — Un peu en avant de la surface articulaire, s'élève une lame mince et longitudinale qui est l'*Apophyse coronoïde*. — Le *conduit dentaire* est remplacé par un sillon en dedans et en dehors (1).

Gallinacés. Maxillaire mince, arqué à concavité inférieure, et taillé en pointe à son extrémité antérieure. — *Angle de la mâchoire* incliné en dehors. — *Apophyse coronoïde* peu élevée.

Palmipèdes. Maxillaire plus fort et rectiligne ; déprimé de dessus en dessous à sa partie antérieure. *Angle de la mâchoire* long et incliné en dedans. — *Apophyse coronoïde* haute et large.

DÉVELOPPEMENT.

Chez les *Oiseaux*, comme chez les autres Vertébrés ovipares, le Maxillaire inférieur est primitivement formé de cinq pièces qui se soudent entre elles dans le jeune âge et répondent aux différentes régions de l'os ; ce sont : l'*Articulaire*, l'*Angulaire*, le *Surangulaire*, le *Maxillaire* ou *Operculaire* de Cuvier, et le *Prémaxillaire* ou *Dentaire* de Cuvier.

Chez les Mammifères, ces cinq éléments se développent autour du conduit dentaire et se confondent dès le principe. Cependant, quelques

---

(1) Une production cornée garnit les Maxillaires et forme le bec ; elle remplace les dents, mais ne leur est pas analogue. En effet, E. Geoffroy Saint-Hilaire, Meyer (de Bonn), et, plus récemment, M. E. Blanchard ont constaté chez plusieurs Oiseaux, notamment sur de jeunes Poulets et surtout à la mâchoire inférieure, des dents rudimentaires qui disparaissent avec l'âge.

anatomistes ont pu les voir distincts, par exemple, sur le fœtus de l'Homme. La construction du Maxillaire est donc essentiellement la même chez tous les Vertébrés. En outre, les cinq pièces qui forment la base de cette région maxillaire inférieure répètent exactement celles qui composent la section maxillaire supérieure.

4ᵉᵐᵉ SECTION.

HYOIDE ou APPAREIL HYOÏDIEN.

L'Hyoïde est un appareil osseux qui fait partie de la Face. — Appendu sous la base du crâne, il est situé dans l'espace intermaxillaire et dirigé obliquement en bas et avant.

Principalement destiné à soutenir le Larynx, il donne attache, en outre, au Pharynx, ainsi qu'à la base de la Langue.

L'Appareil hyoïdien est composé de plusieurs pièces distinctes, savoir :

1° Le *Corps* qui est inférieur et formé d'une pièce médiane ou centrale (1) et de deux appendices postérieurs, constituant les *Cornes laryngées* ;

2° Les *Arcs de suspension*, c'est-à-dire deux branches supérieures, l'une droite et l'autre gauche, formées chacune de quatre articles, dont le développement est généralement inverse de celui du *Corps*.

CORPS.

1° La pièce médiane ou le Basihyal est comprimée de dessus en dessous, un peu allongée transversalement et arquée à concavité postérieure. — Du milieu de son bord antérieur naît le *prolongement lingual*, grande apophyse à insertions musculaires, dirigée en avant,

(1) Cette pièce est paire, comme les autres, mais très rapidement unie à l'opposée.

et comprimée d'un côté à l'autre (1). — Par ses extrémités dirigées en arrière, le Basihyal s'unit aux Cornes laryngées, d'abord au moyen d'un cartilage, ensuite par soudure, et il concourt à former la facette articulaire destinée à l'Apohyal.

2° Les CORNES LARYNGÉES, encore nommées *grandes Cornes* ou *pièces urohyales*, prolongent le Basihyal en arrière et lui donnent la forme d'un éperon, dont elles représentent les deux branches un peu divergentes.

Chacun de ces appendices est allongé d'avant en arrière et comprimé latéralement. — L'extrémité antérieure, plus forte, s'unit à l'extrémité correspondante du Basihyal; en outre, elle porte une facette supérieure, lisse et convexe, qui s'unit à celle du Basihyal pour s'articuler avec l'Apohyal. — L'extrémité postérieure, un peu renflée, est terminée par un prolongement cartilagineux qu'un ligament court fixe au cartilage thyroïde du larynx.

BRANCHES ou ARCS DE SUSPENSION.

Les quatre pièces composant chacune des Branches de l'Hyoïde sont disposées bout à bout et reliées entre elles par des parties fibro-cartilagineuses, favorisant leur mobilité. Ces pièces, d'inégale dimension, sont, en procédant de bas en haut : l'*Apohyal*, le *Cératohyal*, le *Stylohyal* et l'*Arthrohyal*.

1° APOHYAL.

Nommé *petite corne* chez l'Homme, l'Apohyal des Chevaux est une tige comprimée latéralement, longue d'environ 4 centimètres et

(1) Dans la jeunesse, l'apophyse linguale du Cheval est terminée par un cartilage qui s'ossifie peu à peu. Nommée à tort *Glossohyal* par E. Geoffroy Saint-Hilaire, cette partie cartilagineuse n'appartient pas à l'Hyoïde : elle est représentée, chez presque tous les Vertébrés ovipares, par une pièce distincte, osseuse ou cartilagineuse, dite *pièce linguale*, et formant la base solide de la langue.

dirigée obliquement en bas et en arrière. — Son extrémité inférieure s'articule par diarthrose sur la jointure de la corne laryngée avec le Basihyal. — L'extrémité supérieure se relie au Styloyal par un cartilage, dans l'épaisseur duquel est compris le Cératohyal.

2° CÉRATOHYAL.

Rudimentaire chez le Cheval, cette pièce, grosse comme un grain de maïs, occupe le sommet de l'angle formé en avant par le Stylohyal et l'Apohyal. —Très souvent elle reste à l'état cartilagineux, tandis qu'elle se développe chez d'autres animaux, les Ruminants, par exemple, où elle a reçu le nom de *petite branche* (1).

3° STYLOHYAL.

Encore nommé *grande branche*, le Stylohyal (2) est une lame longue et mince, aplatie d'un côté à l'autre, dirigée obliquement en bas et en avant et un peu incurvée à concavité externe, suivant sa longueur. — Les deux *faces* sont à peu près lisses. — Le *bord antérieur*, mince et tranchant, est concave dans sa moitié supérieure. — Le *bord postérieur*, mince et non tranchant, est rectiligne ou légèrement concave dans sa partie moyenne et un peu convexe inférieurement; en haut, avant de rejoindre l'extrémité supérieure, il forme l'*Angle de l'Hyoïde*, grande saillie mince et rugueuse, à insertions musculaires. — Les deux *extrémités* sont moins larges et plus épaisses que le reste de l'os; la supérieure, plus forte que l'inférieure, est, pour ainsi dire, prolongée par l'Arthrohyal (5).

(1) Dans l'Homme, le Cératohyal est représenté par un cordon fibreux, nommé *ligament stylo-hyoïdien*, et par un petit noyau osseux qui se soude rapidement au sommet de l'Apohyal.

(2) Le Stylohyal est constitué, chez l'Homme, par l'*Apophyse styloïde*, fixée sous la partie mastoïdienne du Temporal au moyen de l'*Arthrohyal*, petite plaque cartilagineuse rapidement ossifiée.

(3) Le Stylohyal est la première pièce atteinte par l'ossification, qui marche généralement de haut en bas et n'arrive au Basihyal qu'en dernier lieu.

4° ARTHROHYAL.

L'Arthrohyal ou le *Cartilage d'attache*, est une petite pièce cartilagineuse, cylindroïde, fixée en bas sur le Stylohyal, et, par son extrémité supérieure, à l'apophyse hyoïdienne du Mastoïde.

Ruminants. *Basihyal* épais, court; *prolongement lingual* en gros mamelon. — *Cornes laryngées* divergentes, cylindroïdes et peu fortes. — *Cératohyal* bien développé, un peu moins long et à peu près de même forme que l'*Apohyal*, qui ressemble beaucoup à celui des Chevaux. — *Stylohyal* un peu moins long et moins large, mais plus épais que dans le Cheval. Extrémité inférieure renflée, formant un coude en arrière. — *Angle de l'Hyoïde* saillant et bien détaché, de même que l'extrémité supérieure. — *Arthrohyal* à peu près comme dans les Chevaux, mais plus entouré par le repli de la bulle tympanique, auquel s'ajoute, en avant et en dehors, la lame vaginale.

Porc. *Basihyal* épais, court, comprimé d'avant en arrière; *apophyse linguale* réduite à l'état de tubercule. — *Cornes laryngées* larges et fortes, arquées à concavité interne. — *Apohyal* bien développé, élargi, et comprimé d'avant en arrière. — *Cératohyal* allongé, cylindroïde, cartilagineux dans la jeunesse, et fixé à l'Apohyal par un lien fibreux. — *Stylohyal* long, étroit, comprimé latéralement et incurvé à concavité antérieure. — *Arthrohyal* allongé, aplati, cartilagineux, appliqué sur la bulle tympanique, et fixé à l'extrémité inférieure du Mastoïde, en dehors du trou stylo-mastoïdien.

Carnassiers. Toutes les pièces de l'appareil hyoïdien sont allongées, étroites et distinctes même chez l'adulte. — *Basihyal* allongé transversalement, comprimé d'avant en arrière et dépourvu d'apophyse linguale. — *Cornes laryngées* divergentes et comprimées latéralement. — *Apohyal* comprimé d'un côté à l'autre. — *Cératohyal* long d'environ 3 centimètres, grêle et comprimé latéralement. — *Stylohyal* de même longueur que le Cératohyal, cylindroïde et arqué à concavité antérieure. — *Arthrohyal* à peu près comme dans le Porc et fixé au Mastoïde en dehors du trou stylo-mastoïdien.

Rongeurs. *Basihyal* court, épais en tous sens, prismatique, à trois pans excavés; en avant et en haut, *apophyse linguale* conoïde. — *Cornes laryngées* grêles, allongées, divergentes, courbées à concavité interne et articulées chacune sur le bord externe du Basihyal. — *Apohyal* court, grêle, pointu, très incliné en arrière, et fixé au Basihyal immédiatement au-dessus de la corne laryngée. — *Cératohyal*, *Stylohyal* et *Arthrohyal* remplacés par un cordon fibreux fixé à la partie inférieure du Mastoïde, en arrière de la bulle tympanique.

Oiseaux. L'Appareil hyoïdien, mobile et flexible, est composé de pièces allongées, grêles et cylindroïdes. — *Basihyal* allongé d'avant en arrière: extrémité antérieure un peu renflée et articulée avec une pièce ostéo-cartilagineuse, formant la base de la langue; extrémité postérieure plus forte, donnant attache en arrière à la corne laryngée et, de chaque côté, à l'Apohyal. — *Corne laryngée* unique (1), médiane, ostéo-cartilagineuse, effilée et appliquée au-devant du larynx supérieur. — *Apohyal* long, grêle et incliné en arrière. — *Cératohyal* d'abord cartilagineux, puis confondu avec l'Apohyal. — *Stylohyal* moins long que l'Apohyal, arqué à concavité antérieure et cartilagineux dans le jeune âge. — *Arthrohyal* cartilagineux, effilé, courbé à concavité antérieure et appliqué derrière l'Occipital (2).

(1) La réunion des cornes laryngées en une seule existe aussi chez les *Monotrèmes*; ce qui établit une transition entre les Mammifères et les Oiseaux.

(2) Dans les Oiseaux à langue protractile, comme les Pics, les Torcols, etc., l'Arthrohyal, plus long et plus mobile, s'étend sur le crâne jusqu'à la base du bec.

DE LA TÊTE DANS SON ENSEMBLE.

TÊTE DU CHEVAL.

Dépourvue du Maxillaire inférieur et de l'Hyoïde, la Tête du Cheval est allongée d'arrière en avant et formée de deux pyramides opposées par leur base au niveau des orbites. La pyramide antérieur ou *faciale* est une fois plus longue que la pyramide postérieure ou *crânienne*.

Le profil est généralement droit, mais s'abaissant aux extrémités.

Pour l'étude des régions de la tête, on reconnaît un *plan supérieur*, deux *extrémités*, un *plan inférieur* et deux *plans latéraux*.

PLAN SUPÉRIEUR.

Il se divise en trois régions, qui sont d'arrière en avant : 1° *Région pariétale*; — 2° *Région frontale*; — 3° *Région nasale*.

RÉGION PARIÉTALE. — Moins élevée que la section frontale, convexe d'un côté à l'autre et rétrécie d'avant en arrière, cette région a pour base les deux Pariétaux et la partie supérieure de l'Occipital.

Elle est limitée en arrière par la *crête occipitale* ou *protubérance occipitale externe*, de laquelle procède, dans le plan médian, la *suture sus-occipitale* prolongée en avant par la *suture pariétale* ou *sagittale*. En arrière est la suture *lambdoïde*, formée de chaque côté par l'union de l'Occipital supérieur avec les Pariétaux.

Chez l'adulte, les sutures médianes sont recouvertes par la *Crête temporale*, forte arête rugueuse qui, d'abord double, latérale et peu marquée, s'élève et se confond avec l'opposée. En avant, ces deux crêtes se séparent, laissent à découvert la suture pariétale, divergent et vont rejoindre le bord postérieur de l'apophyse orbitaire.

De chaque côté est la *fosse temporale*, grande surface convexe et rugueuse où se fixe le muscle Crotaphyte.

RÉGION FRONTALE. — Étroite et convexe dans le jeune âge, cette région, formée par les Frontaux, est large, plane et presque quadrilatère, chez l'adulte. Sur la ligne médiane règne la *suture frontale*, limitée en avant et en arrière par les sutures transverses *fronto-nasale* et *fronto-pariétale*.

Latéralement, la surface frontale est prolongée en dehors par l'*apophyse orbitaire*, dont la base est percée du *trou sourcilier*, et dont le sommet s'appuie sur l'apophyse zygomatique du Squamosal.

L'apophyse orbitaire, aplatie latéralement, dirigée en dehors, en bas et un peu en arrière, est incurvée, à concavité interne et un peu rétrécie au milieu de sa longueur.

Son bord antérieur, qui est *orbitaire*, est aminci et rugueux. Son bord postérieur ou *temporal* est épais; à son origine il est prolongé en arrière par la crête temporale et en bas par la crête sous-temporale, ainsi que par la crête orbitaire interne.

RÉGION NASALE. — Cette section a pour base les Os du Nez, qui sont unis l'un à l'autre dans le plan médian, et latéralement au Lacrymal, au Maxillaire supérieur, ainsi qu'à l'extrémité postérieure de l'Intermaxillaire. Elle est allongée et rectiligne d'arrière en avant, étroite, convexe d'un côté à l'autre et de forme triangulaire à base postérieure. Le sommet, taillé en pointe, est constitué par l'*épine sus-nasale*, long prolongement flexible qui s'avance au-dessus de l'ouverture antérieure des cavités nasales.

EXTRÉMITÉ ANTÉRIEURE.

Principalement formée par les Intermaxillaires, cette partie est allongée d'arrière en avant, comprimée d'un côté à l'autre et creusée en gouttière supérieurement, pour constituer l'extrémité antérieure des cavités nasales.

En avant, elle est plus épaisse, coupée obliquement en bas et en avant, convexe et demi circulaire d'un côté à l'autre; elle donne attache à la lèvre supérieure, et dans son épaisseur s'implantent les dents incisives. — Sur la ligne médiane, on voit la suture inter-maxillaire et l'orifice supérieur du conduit incisif.

En arrière et au-dessus, est l'ouverture antérieure des cavités nasales, grand orifice verticalement ellipsoïde et divisé en deux parties latérales par la cloison cartilagineuse du nez; il est compris entre l'épine sus-nasale et la branche montante de l'intermaxillaire et circonscrit en dehors par une lame fibro-cartilagineuse.

EXTRÉMITÉ POSTÉRIEURE.

Cette région est constituée par le sommet tronqué de la pyramide crânienne, c'est-à-dire par la surface postérieure de l'Occipital. — Plus étroite en haut qu'en bas, elle est allongée dans le sens vertical, convexe d'un côté à l'autre et concave de haut en bas.

Tout-à-fait en haut est la *protubérance occipitale externe* ou simplement la *crête occipitale*, forte saillie transverse, marquant le sommet de la tête. Elle se renverse en arrière et se prolonge en dehors par une crête saillante, dite *crête occipitale latérale*, qui descend sur la base de l'apophyse styloïde, et à laquelle viennent se réunir en avant les crêtes montantes du mastoïde et de l'apophyse zygomatique.

Au-dessous de la protubérance, descend la *crête occipitale externe* ou *médiane*, qui s'élargit en surface rugueuse et déprimée, dite *tube-rosité cervicale*, destinée à l'attache du ligament sus-épineux cervical.

Sur les parties latérales, sont de haut en bas des empreintes pour les divers muscles releveurs de la tête (grand complexus, grand droit, petit droit et petit oblique). — Les *lignes demi-circulaires supérieure et inférieure* de l'Homme ne sont pas distinctes, mais représentées par la crête occipitale latérale. — En bas, il y a des insertions ligamenteuses.

Tout-à-fait en bas et dans le plan médian est le *trou occipital*, grand orifice circulaire livrant passage à la moelle épinière.

De chaque côté on voit le *condyle*, gros segment d'ovoïde, articulaire avec l'atlas, et dont le grand axe se dirige obliquement en haut et en dehors. — En dessous, la surface articulaire se prolonge jusque sur la base de l'apophyse basilaire, ce qui permet plus d'étendue aux mouvements de flexion de la tête sur le cou.

En haut et en dehors de chaque condyle, se détache l'*apophyse styloïde*, longue éminence dirigée en bas, un peu en arrière et en dedans, comprimée d'un côté à l'autre, terminée en pointe mousse recourbée en avant, et pourvue d'empreintes musculaires. — Elle est représentée chez l'Homme par l'*éminence* ou *surface jugulaire* et par la *rainure digastrique*. — Entre cette apophyse et le condyle est une grande échancrure, dite *stylo-condylienne*, au fond de laquelle est une excavation, dite *fosse* ou *fossette condylienne*, où s'ouvre du côté interne le *trou condylien*, principalement destiné au nerf hypoglosse.

PLAN INFÉRIEUR.

Le plan inférieur de la tête se divise en quatre régions qui sont d'arrière en avant : 1° *Région sous-occipitale*, — 2° *Région sous-sphénoïdale*, — 3° *Région sphéno-palatine*, — 4° *Région palatine*. Le plan de cette dernière section est inférieur à celui des trois autres qui décrit, suivant sa longueur, une courbe à concavité tournée en bas.

Région sous-occipitale ou basilaire. — Cette première section est formée dans le plan médian par l'*apophyse basilaire* de l'Occipital, longue et forte tige, taillée en pyramide à trois pans et à bord inférieur creusé d'une cannelure. — La *base* ou extrémité postérieure s'élargit, se bifurque et se met en continuité avec les condyles. — Le *sommet* ou l'extrémité antérieure s'unit bout à bout au corps du Sphénoïde postérieur ; en ce point, les deux pièces osseuses sont pourvues de fortes empreintes pour l'attache des muscles fléchisseurs de la tête.

De chaque côté, sont les *trous déchirés*, ouvertures irrégulières, allongées d'avant en arrière et limitées antérieurement par l'aile du Sphénoïde postérieur. Ils sont bornés en dedans par le bord mince et sinueux de l'apophyse basilaire ; — en dehors par l'extrémité inférieure du Rocher, ainsi que par la bulle tympanique qui les divise incomplétement en *trou déchiré antérieur* et *trou déchiré postérieur*. Ces trous sont en partie fermés par une lame fibro-cartilagineuse, et l'antérieur est principalement veineux, tandis que le postérieur, moins large, livre passage surtout aux nerfs des 9e, 10e et 11e paires encéphaliques.

Enfin, en dehors des trous déchirés, on voit la section tympano-mastoïdienne.

R ÉGION SOUS-SPHÉNOÏDALE. — Moins étroite que la précédente, cette région est constituée dans le plan médian par le *corps* demi-cylindrique des Sphénoïdes antérieur et postérieur. Sous la partie antérieure de ce dernier, s'applique l'extrémité postérieure du Vomer qui prolonge en avant la tige sphénoïdale.

En dehors et de chaque côté, est la surface externe de l'Aile sphénoïdale postérieure, convexe, répondant en arrière au confluent veineux sous-sphénoïdal, et garnie, en avant, d'empreintes musculaires.

De cette région descendent les deux *Apophyses ptérygoïdes* qui, appliquées l'une contre l'autre, l'antérieure en dedans de la postérieure, et dirigées très obliquement en bas, en avant et un peu en dehors, s'unissent antérieurement au Palatin pour former la crête ptérygo-palatine, qui limite en dehors l'ouverture gutturale des narines.

De chaque côté, au bord postérieur de l'aile temporale du Sphénoïde, sont trois échancrures converties en trous par le tissu fibro-cartilagineux qui garnit le trou déchiré antérieur; en procédant de dedans en dehors, on voit : 1° le *trou carotidien*; 2° le *trou ovale*, où passe la branche postérieure du nerf trifacial; 3° le *trou petit rond*, plus petit que les deux autres et destiné à l'artère méningée moyenne. Chacun de ces trois orifices est prolongé en avant par une dépression formant un sillon court.

Sur le côté du corps sphénoïdal postérieur, règne le *sillon vidien*, prolongé en avant par le *conduit vidien*, étroit canal aboutissant dans l'hiatus sphénoïdal, après avoir passé entre le corps des Sphénoïdes et la base des Ptérygoïdes. En arrière, le sillon vidien est continué par des parties molles, jusqu'au trou supérieur interne de la bulle tympanique.

En dehors du sillon vidien, est le *conduit sous-sphénoïdal*, percé d'arrière en avant dans la base de l'apophyse ptérygoïde postérieure, et donnant passage à l'artère maxillaire interne. Il s'ouvre en avant dans l'hiatus sphénoïdal, et en haut dans la partie inférieure de la fosse temporale, par un orifice secondaire destiné à l'artère temporale profonde antérieure.

De chaque côté de la région sous-sphénoïdale et sur un niveau plus relevé, on voit la surface *temporo-maxillaire*, c'est-à-dire le plan inférieur de la racine transverse de l'Apophyse zygomatique, sur lequel joue le Maxillaire inférieur.

Région sphéno-palatine. Cette région est comprimée d'un côté à l'autre, et ses parties latérales excavées forment de chaque côté la paroi interne du *vide orbito-temporal*, grand espace ovalaire, à grand axe oblique en avant et en dehors. Répondant à la partie inférieure des fosses orbitaire et temporale, presque entièrement occupé par l'apophyse coronoïde du Maxillaire inférieur et par les faisceaux antérieurs du muscle crotaphyte, cet espace est limité en dehors par l'arcade zygomatique, en avant par la tubérosité maxillaire, et en arrière par le bord antérieur de la surface temporo-maxillaire.

Dans le plan médian de la région sphéno-palatine, est l'*ouverture gutturale des narines*, large orifice ellipsoïde, dont le grand axe est longitudinal. — Sa limite postérieure se prolonge jusque sous le corps des Sphénoïdes. — Le contour antérieur, demi circulaire, est formé par les Palatins, et donne attache à la partie fixe du voile du palais. — Les côtés sont constitués par les crêtes ptérygo-palatines. — Simple inférieurement, cette ouverture est, plus haut, divisée en deux parties latérales, par le bord tranchant du Vomer.

Les crêtes *ptérygo-palatines*, plus saillantes en avant qu'en arrière, et déjetées en dehors, sont rugueuses sur leurs deux faces, ainsi qu'à leur bord inférieur qui donne attache aux deux muscles ptérygoïdiens. — En avant et en bas, chacune d'elles est dépassée par l'extrémité libre du Ptérygoïde antérieur, lame étroite, aplatie latéralement, et terminée par un petit renflement recourbé en arrière, où se fixe l'anneau de glissement du muscle péristaphylin externe.

En dedans, chaque crête présente, pour l'attache du muscle ptérygoïdien interne, une surface qui, ayant la forme d'une gouttière étroite et peu profonde, est comprise entre les deux Ptérygoïdes et répète la fosse *ptérygoïde* de l'Homme. La surface externe, légèrement concave, donne attache au ptérygoïdien externe et représente la fosse *zygomatique* de l'Homme; elle reçoit aussi le nom de *fosse ptérygoïdienne externe*.

Au-dessus de cette surface, on voit naître la *crête sous-temporale*, limite antérieure de la fosse temporale. Cette crête se bifurque et ses deux branches divergentes remontent, l'une, en avant, jusqu'à la base de l'apophyse orbitaire, et l'autre, en arrière, jusqu'à la racine transverse de l'apophyse zygomatique.

Entre ces deux branches et en bas, est l'orifice temporal du conduit sous-sphénoïdal. — Par la branche postérieure, la fosse temporale est séparée de la surface ptérygoïdienne externe. — La branche antérieure, plus longue, sépare la fosse temporale de l'orbite et, plus bas, de la fosse sphéno-palatine.

En avant de la crête sous-temporale, est la fosse *sphéno-palatine* ou *ptérygo-maxillaire*, principalement occupée par des nerfs et des vaisseaux. — Cette surface lisse, quadrilatère, et légèrement concave, appartient au Palatin. — Elle est limitée, en haut, par la crête orbitaire inférieure; en bas, par la surface ptérygoïdienne externe; en arrière, par l'hiatus sphénoïdal; et, en avant, par l'hiatus maxillaire.

L'*Hiatus sphénoïdal* est une cavité étroite, elliptique, allongée de haut en bas, et située en avant de la base du Ptérygoïde principal. Le contour externe est constitué par une lame commune à la branche antérieure de la crête sous-temporale et à la crête orbitaire interne : mince, saillant et rugueux, il donne attache au fond de la gaine oculaire, ainsi qu'aux muscles de l'œil.

Dans cet hiatus viennent s'ouvrir plusieurs trous ou conduits, savoir :

Sur le bord externe et en haut, le *trou pathétique*; — du côté interne et en bas, le *trou vidien*; — au fond de l'hiatus et successivement de bas en haut : l'orifice antérieur du *conduit sous-sphénoïdal*, — le *trou grand rond*, — la *fente sphénoïdale* ou *inter-sphénoïdale* et le *conduit* ou *trou optique*; — enfin, au-dessus et en avant de ce dernier, le *trou orbitaire*.

Le trou optique est percé dans le Sphénoïde antérieur; le trou grand rond dans le Sphénoïde postérieur, et la fente sphénoïdale entre les deux Sphénoïdes, ainsi que le trou pathétique. — Le trou grand rond, séparé de la fente sphénoïdale par une lamelle transverse, livre passage à la branche antérieure de la cinquième paire, et la fente sphénoïdale à la branche ophthalmique ainsi, qu'aux nerfs des troisième et sixième paires encéphaliques.

Crêtes orbitaires. — Vers le milieu de l'hiatus sphénoïdal naissent les deux *crêtes orbitaires*, sur lesquelles se fixent les bords de la gaîne oculaire.

La crête supérieure ou *orbitaire interne* se détache du bord externe de l'hiatus et monte en avant de la crête sous-temporale jusqu'à l'apophyse orbitaire. En arrière de cette ligne, c'est-à-dire entre l'orbite et la fosse temporale, est un espace allongé et rétréci de haut en bas, que remplit un gros peloton graisseux.

La crête *orbitaire inférieure* procède du fond de l'hiatus et fait suite à la lame qui sépare la fente sphénoïdale du trou grand rond ; elle se dirige en avant sur la suture fronto-palatine, entre la fosse sphéno-palatine et le fond de l'orbite ; puis s'incurvant en dehors, au-dessus de l'hiatus et de la tubérosité maxillaires, elle se termine en rejoignant le sommet de l'apophyse zygomatique. — A son origine, cette crête divise l'hiatus sphénoïdal en deux sections : l'une supérieure ou orbitaire, comprenant les trous orbitaire, pathétique, optique et la fente sphénoïdale ; l'autre inférieure ou sphéno-palatine, réunissant le trou grand rond, l'orifice du conduit vidien et celui du conduit sous-sphénoïdal.

L'*Hiatus maxillaire* est creusé en dedans de la *tubérosité maxillaire*, gros renflement convexe, au côté interne duquel descend le *sillon staphylin*, trajet vasculo-nerveux, représentant le *conduit ptérygo-palatin* de l'Homme. — Plus large et plus profonde que l'hiatus sphénoïdal, cette excavation est en forme d'entonnoir, dont l'ouverture regarde en arrière et dont le fond est percé de trois grands orifices qui sont, de bas en haut : 1° le *trou palatin* ou *palatin postérieur*, orifice du conduit palatin ; 2° le *trou nasal* ou *sphéno-palatin*, qui s'ouvre dans les cavités nasales ; 3° le *trou dentaire supérieur*, orifice postérieur du canal de ce nom qui, après avoir passé au-dessus des arrières molaires, dans une lame saillante et verticale du Maxillaire supérieur, aboutit, sur la Face, au trou sous-orbitaire.

Région palatine. — Cette section a pour base le plan inférieur des Palatins, des Maxillaires et des Intermaxillaires. Elle constitue la *Voûte palatine*, grande surface parabolique, très allongée d'arrière en avant et plus étroite en avant qu'en arrière. Aussi longue que toute la région sous-crânienne, elle est généralement plane, mais à bords repliés en bas, au niveau des alvéoles des molaires. — Sur la ligne médiane, règne la suture qui unissant tous les os de la région à ceux du côté opposé, forme une légère crête. — Sur les parties latérales, on voit, en arrière, l'*orifice antérieur* du *conduit palatin*, percé entre les bords du Palatin et du Maxillaire, et prolongé en avant par le *sillon palatin* qui suit le bord interne de l'*arcade molaire supérieure*.

En avant, sur les côtés de la voûte palatine, sont les *fentes incisives*, ouvertures étroites, allongées d'avant en arrière et fermées par du cartilage. — Les bords de cette partie, amincis et saillants, forment de chaque côté l'*espace interdentaire supérieur*. — Enfin, à l'extrémité antérieure, est l'orifice inférieur du *conduit incisif*, percé sur la ligne médiane en arrière de l'*arcade incisive*. Cet orifice est quelquefois double et situé de chaque côté du plan médian.

PLANS LATÉRAUX.

Chaque plan latéral de la tête présente trois régions qui sont d'arrière en avant : 1° *Région temporale* ; 2° *Région orbitaire* ; 3° *Région maxillaire supérieure*.

Région temporale. — Cette région comprend la *fosse temporale*, l'*arcade zygomatique* et la section *tympano-mastoïdienne*.

1° *Fosse temporale*. — Située sur le côté du crâne, la fosse temporale est grande, ellipsoïde, largement ouverte en haut et en dehors, superficielle en arrière et plus profonde en avant.—Elle est large de 8 centimètres et une fois plus longue. Son grand axe est obliquement dirigé d'arrière en avant, de haut en bas et de dedans en dehors. —Cette fosse est remplie par le muscle crotaphyte dont les faisceaux s'implantent sur tous les points de son étendue.—Son fond est une surface convexe, sillonnée de trajets vasculaires, et couverte d'empreintes rugueuses qui augmentent avec l'âge. En arrière, elle est percée de quelques *trous temporaux* qui pénètrent dans le conduit temporal.

La surface de la fosse temporale est principalement formée par le Pariétal et le Squamosal, auxquels s'ajoutent, pour une faible part, en avant, le Frontal et le Sphénoïde postérieur, et, en arrière, l'Occipital. —En bas, et du côté externe, elle est complétée d'abord, en avant, par la face interne de l'apophyse zygomatique, puis, d'avant en arrière, par la longue gouttière que forment avec le Squamosal les racines de cette apophyse.

La fosse temporale est limitée en haut par la *Crête temporale*, qui décrit une grande courbe, à concavité externe depuis la protubérance occipitale jusqu'à la base de l'apophyse orbitaire.—En dehors, et bien plus bas, la rive externe est constituée par le bord supérieur, mincé et taillé en S, de l'apophyse zygomatique et de sa racine postérieure.—Aux extrémités de l'ellipse, les deux bords se réunissent, en arrière, au moyen de la crête occipitale latérale, et, en avant, par l'intermédiaire du bord postérieur de l'apophyse orbitaire.—En avant aussi, mais en dedans, la fosse temporale se prolonge inférieurement sur le côté du crâne, et se termine en pointe entre les deux branches de la crête sous-temporale, qui la séparent des fosses orbitaire, sphéno-palatine et ptérygoïdienne externe.

2° *Arcade zygomatique* ou *temporale*. — Au-dessous de la fosse temporale, on voit l'Arcade zygomatique qui se prolonge en arrière jus-

qu'au sommet de l'Occipital, et en avant jusque sur la région maxillaire. — Cette arcade, longue d'environ 30 centimètres, se compose de
trois parties à peu près égales, dont une moyenne ou centrale qui
est détachée à la manière d'une anse, et deux extrêmes qui sont fixes
et comparables aux culées d'un pont.

La *Partie moyenne* est constituée par l'Apophyse zygomatique, la
portion libre du Jugal, et le prolongement de la tubérosité malaire.
Cette forte tige prismatique est légèrement incurvée en §. — Sa face
externe, peu convexe et recouverte par la peau, est plus large en
arrière qu'en avant. — Sa face interne limite en dehors l'espace
orbito-temporal, dont la plus grande largeur est d'environ 5 centimètres. — Sa face inférieure, concave, est garnie d'empreintes pour
le masséter. — Sur le milieu épaissi de cet arceau, descend et
s'appuie, comme un arc-boutant, l'apophyse orbitaire du Frontal.
En avant de cette jonction, la face interne se tourne en haut et fait
partie de l'orbite; en arrière, la rive externe du bord supérieur
s'élève, s'amincit, et se prolonge en crête au-dessus et en dehors de
la racine transverse.

La *Partie fixe antérieure* est formée par la base du Jugal, largement appuyée sur l'apophyse malaire du Maxillaire supérieur. De la
réunion de ces deux parties résulte une forte saillie longitudinale,
en forme de pyramide à trois pans, à base postérieure, et dont le
sommet se prolonge sur le Maxillaire jusqu'au niveau de la première
arrière-malaire.

Le plan supérieur, lisse et presque vertical, s'élargit graduellement d'avant en arrière jusqu'au bord de l'orbite.

Le plan inférieur, plus étroit et rugueux, est prolongé postérieurement par celui de l'arcade temporale jusqu'à la racine transverse:
il donne attache au muscle masséter et constitue la *surface massétérine*.

Le bord libre qui règne entre ces deux plans est une arête saillante, amincie et prolongée en arrière comme le plan inférieur, sous le titre de *crête massétérine*.

La *Partie fixe postérieure* de l'arcade temporale est constituée par les racines de l'apophyse zygomatique. C'est une lame saillante qui suit d'avant en arrière le bord inférieur du Squamosal. D'abord large, forte, et à bord supérieur convexe, elle est ensuite peu élevée, mince et concave, suivant sa longueur. Ainsi réduite à l'état d'arête, elle monte immédiatement au devant de la crête mastoïdienne, et toutes deux se terminent en s'unissant bout à bout à l'extrémité inférieure de la crête occipitale latérale.

Par sa face supérieure, cette lame forme une gouttière qui limite la fosse temporale en bas, ainsi qu'en arrière.

La face inférieure s'articule en avant avec le condyle du Maxillaire, au moyen de la *surface temporo-maxillaire*. Dans le reste de son étendue, elle répond à la section tympano-mastoïdienne, d'abord par un grand arceau où se loge le tube auditif, puis en s'appliquant sur le devant du Mastoïde; l'arceau est limité en avant par l'apophyse glénoïdienne, et en arrière par le prolongement prémastoïdien : ces deux apophyses convergent inférieurement.

La *surface temporo-maxillaire* est le plan inférieur de la racine transverse de l'apophyse zygomatique, sur lequel joue le Maxillaire inférieur. Elle est située en arrière de l'espace orbito-temporal, sur le côté de la région sous-sphénoïdale qu'elle prolonge en dehors, un peu au-dessus du niveau de la base du crâne.

Cette surface, à peu près horizontale et irrégulièrement quadrilatère, est plus large transversalement que dans le sens antéro-postérieur. — En avant, on voit un *relief condyloïde* peu saillant, très allongé d'un côté à l'autre, un peu concave dans le même sens, étroit et légèrement convexe d'avant en arrière. Il s'élargit un peu en dehors, et son bord antérieur, libre et mince, est légèrement échancré.

En arrière de ce relief, est creusée la *fossette glénoïde*, dépression allongée transversalement et plus large en dehors qu'en dedans. Dans sa moitié interne, à peu près aussi étroite que le relief précédent, cette fossette est limitée en arrière par l'*apophyse* ou *crête glénoïdienne*, sorte de mamelon comprimé d'avant en arrière, à large base, prolongée en dehors, et dont le sommet arrondi se dirige obliquement en bas, en dedans et en arrière.

Dans son ensemble, la surface temporo-maxillaire est grande, généralement concave, malgré son relief antérieur; mais peu profonde, onduleuse, plus large en dehors qu'en dedans et, pour ainsi dire, sans limite postérieure du côté externe. — Ces dispositions, caractéristiques chez les Herbivores, permettent à la mâchoire inférieure des mouvements étendus, surtout dans le sens latéral.

En dehors de l'extrémité externe du relief condyloïde, est un tubercule rugueux qui donne attache à un faisceau ligamenteux de l'articulation.

En dedans de la cavité glénoïde, on voit une fossette digitale, bien marquée, où se fixe l'extrémité interne du ménisque inter-articulaire.

En arrière de la surface temporo-maxillaire et en dehors, sur le contour évasé de l'échancrure destinée au tube auditif, s'applique l'extrémité supérieure de la glande parotide.

Plus en dedans, immédiatement en arrière de l'apophyse glénoïdienne et en avant du tube auditif, est l'orifice inférieur du conduit temporal.

Enfin, tout-à-fait en dedans, on voit l'union par simple contact du Tympanal et du Rocher avec le Squamosal et le Sphénoïde postérieur. Cet interstice transverse aboutit au trou déchiré antérieur et rappelle imparfaitement la *fente de Glaser*, ainsi que la suture *pétro-sphénoïdale* de l'Homme.

5ᵉ *Section tympano-mastoïdienne*. — En dehors des trous déchirés, est la section *tympano-mastoïdienne*, petite masse obronde, irrégulière, limitée en avant par la surface temporo-maxillaire, et en arrière par l'Occipital latéral. On y remarque :

1° En avant de la fosse condylienne de l'Occipital, la *Bulle tympanique*, renflement hémisphérique, peu volumineux, dont la surface inégale est parcourue inférieurement par la *crête* ou *lame vaginale*. — La bulle est limitée en arrière et en dedans par le Rocher, dont la partie inférieure est visible sous le crâne. — Antérieurement, elle porte une longue *épine* ou *pointe styloïde*, dirigée en bas et en avant, et donnant attache aux muscles péristaphylins. A la base de cette apophyse, on voit : 1° en dehors, le trou du nerf *tympano-lingual*, étroit orifice percé au fond d'une petite dépression ; 2° en dedans, deux trous superposés, incomplètement séparés dans le squelette et percés entre le Tympanal et le Rocher : l'inférieur, plus grand, est le trou *guttural du tympan* ; le supérieur, parfois double, est le trou de l'*artère vidienne* et des *nerfs pétreux superficiels*.

2° Sur le côté externe de la bulle tympanique, est le *conduit auditif*, tube court, cylindroïde, dirigé en dehors et un peu en haut, dans l'échancrure inférieure de l'arcade zygomatique. Il porte, en avant, des rugosités saillantes et, en arrière, une crête qui se dirige en dedans, au devant de l'apophyse mastoïde, — puis, en avant, en dehors de la tige hyoïdienne, — et enfin, d'avant en arrière, sur la caisse tympanique, de manière à entourer presque complètement la base de l'apophyse hyoïdienne. Cette arête contournée, à bord mince et sinueux, est dite *crête* ou *lame vaginale*.

3° En arrière du tube auditif et immédiatement en avant de l'apophyse styloïde occipitale, on voit l'*Apophyse mastoïde*, gros mamelon rugueux, saillant en bas et incomplètement séparé du tube auditif par le prolongement *prémastoïdien* que fournit la racine longitudinale de l'apophyse zygomatique.

4° Le bord externe de l'apophyse mastoïde est prolongé en haut par la *crête mastoïdienne* qui monte obliquement en arrière et rejoint la crête occipitale latérale avec celle de l'arcade zygomatique. — Vers son milieu, cette crête rugueuse, à insertions musculaires, est coupée par un sillon court, dirigé en avant et en haut, qui pénètre dans le conduit temporal par le trou *mastoïdien*.

5° En avant et en dedans de l'apophyse mastoïde, est le *trou prémastoïdien* ou *stylo-mastoïdien*, orifice inférieur du conduit spiroïde qui, après s'être infléchi dans l'épaisseur du Rocher, au-dessus des fenêtres tympaniques, descend entre cet os, le Mastoïde et le Tympanal, et donne passage au nerf facial.

6° En avant de ce trou et en dehors de la caisse tympanique, est l'*apophyse hyoïdienne* du Mastoïde, courte tige cylindrique, appliquée en arrière de l'origine du tube auditif, dans une dépression de la bulle tympanique, et entourée seulement à sa base par la crête vaginale. — A l'extrémité de cette tige, se fixe l'appareil hyoïdien au moyen de l'*Arthrohyal*, petite pièce cartilagineuse et cylindrique.

Région orbitaire. — L'*Orbite*, cavité protectrice de l'œil, est situé en avant de la fosse temporale et au-dessus de l'arcade zygomatique.

Son ouverture, à peu près circulaire, est tournée en dehors et un peu en avant : les bords, formant le cadre de l'orbite, amincis et rugueux, sont constitués en haut par le Frontal, — en bas par le Jugal, — en avant par le Lacrymal, — et en arrière par l'apophyse orbitaire ou arcade surcilière.

La cavité de l'orbite est conoïde et son grand axe est obliquement dirigé en bas et en dedans. Bien limitée en dedans et en avant par le Frontal et le Lacrymal, elle ne l'est qu'imparfaitement en arrière par l'apophyse surcilière et même en dehors par le Jugal, auquel s'ajoute, chez le Cheval seulement, le sommet de l'apophyse zygomatique. Mais à l'état frais, ces parois sont complétées par une membrane fibreuse, dite *gaine oculaire*, dont les bords se fixent sur les crêtes orbitaires supérieure et inférieure, de manière à remplacer les lames osseuses qui, chez l'Homme et les Singes, séparent l'orbite de la fosse temporale, ainsi que de la fosse sphéno-palatine ou ptérygo-maxillaire.

A l'entrée de l'orbite, entre le bord antérieur et le contour supérieur, s'élève le *tubercule lacrymal*, petite saillie angulaire, dont le sommet rugueux se dirige postérieurement. — Immédiatement en arrière, et dans la cavité, est creusé en entonnoir le *trou lacrymal*, origine du conduit lacrymal. — Au-dessous et en arrière est la *fossette du petit oblique*, légère dépression où se fixe ce muscle de l'œil. — En haut, près et en dedans de l'orifice inférieur du *trou sourcilier* ou *sus-orbitaire*, est la *fossette du grand oblique*, donnant attache à l'anneau fibro-cartilagineux où s'infléchit le muscle grand oblique de l'œil. — En dehors du trou sourcilier, sous l'apophyse orbitaire, est creusée la *fosse lacrymale*, destinée à la glande de ce nom.

Le fond de l'orbite est marqué par la moitié supérieure de l'hiatus sphénoïdal, où l'on voit :

1° La *fente sphénoïdale*; — 2° immédiatement au-dessus, le *trou optique*, — 3° en dehors, le *trou pathétique*, — 4° en dedans, un peu au-dessus et en avant du trou optique, le *trou orbitaire* ou *orbitaire interne*, percé entre le Frontal et le Sphénoïde antérieur.

Région maxillaire supérieure. — Cette grande surface est constituée principalement par le Maxillaire supérieur, uni en haut à l'Os du nez, en avant à l'Intermaxillaire, et en arrière au Lacrymal, ainsi qu'au Jugal.

Limitée inférieurement par l'espace interdentaire supérieur, l'arcade molaire et la tubérosité maxillaire, elle est allongée d'avant en arrière, plus haute en arrière qu'en avant, convexe en arrière et un peu concave dans sa partie antérieure.

Sur le tiers postérieur de cette région et vers le milieu de sa hauteur, s'allonge d'arrière en avant la *tubérosité* ou *l'apophyse malaire*, grosse saillie prismatique et pyramidale, à base postérieure. Son sommet, dirigé en avant et un peu en bas, est long de 4 à 5 centimètres et en relief sur le Maxillaire; il se termine en pointe au-dessus du niveau de la première arrière-molaire.

Un peu en avant, mais plus haut et sur la ligne de la troisième ou dernière avant-molaire, est percé le *trou sous-orbitaire*, orifice antérieur du conduit dentaire supérieur, qui se prolonge dans l'épaisseur des os, au-dessus des racines des avant-molaires et jusqu'aux incisives supérieures.

Plus en avant est la *fosse canine* ou *sous-orbitaire*, longue dépression peu profonde; plus large en avant qu'en arrière et dirigée obliquement en bas et en avant, parallèlement à la longueur de l'Intermaxillaire.

Au-dessus et en avant, on voit l'*échancrure maxillo-nasale*, grand espace angulaire, ouvert en avant et compris entre l'épine sus-nasale et la branche montante de l'Intermaxillaire.

Enfin, tout-à-fait en avant, est le renflement terminal de l'Intermaxillaire, où sont implantées les incisives supérieures.

CAVITÉ CRANIENNE.

Destinée à contenir et à protéger l'encéphale, la cavité cranienne n'est pas aussi grande que sembleraient l'indiquer les dismensions extérieures du crâne. Beaucoup moins étendue que les cavités de la Face, elle est moitié moins longue que les fosses nasales.

Dans son ensemble, cette cavité est ovalaire et son grand axe est antéro-postérieur. Les crêtes transverses la partagent en deux compartiments inégaux, dont l'antérieur, plus grand, est destiné au cerveau, et le postérieur au cervelet, etc.

Le COMPARTIMENT CÉRÉBRAL est un grand segment d'ovoïde, à base postérieure, coupée obliquement en bas et en haut.

La *paroi supérieure* ou la *voûte*, formée par le Pariétal et la partie postérieure du Frontal, est concave et couverte d'empreintes cérébrales qui la rendent onduleuse. — Dans le plan médian règne la *crête pariéto-frontale*, dirigée d'arrière en avant et donnant attache à la faulx du cerveau. Postérieurement, cette crête procède de la protubérance occipitale interne; peu marquée dans son milieu, elle est plus saillante en avant et prolongée par la *crête ethmoïdale* ou *crista galli* qui, s'incurvant à concavité postérieure, descend entre les fosses ethmoïdales et se termine sur le corps du Sphénoïde antérieur.

La *paroi inférieure* ou la *base*, moins étendue que la voûte, est constituée par la face supérieure des deux Sphénoïdes. A la partie antérieure et sur le plan médian, est la *fossette optique*, excavation transversalement elliptique, au fond de laquelle est percé de chaque côté le *conduit* ou *trou optique*.

Immédiatement en arrière, sur le corps du Sphénoïde postérieur, est la *fossette sus-sphénoïdale* ou *selle turcique*, dépression peu prononcée que bordent latéralement les gouttières caverneuses. Elle est limitée en avant par les *apophyses clinoïdes antérieures*, constituées de chaque côté par l'origine de l'aile sphénoïdale antérieure. En arrière elle est séparée de la fosse mésocéphalique par les *apophyses clinoïdes postérieures*, ordinairement représentées par un tubercule médian, rugueux et peu élevé.

De chaque côté de la selle turcique, on voit deux grands sillons sus-sphénoïdaux, dirigés d'arrière en avant, parallèles et séparés l'un de l'autre par une mince arête. L'interne est le *sillon carotidien* ou *gouttière caverneuse*, et l'externe est le *sillon de la cinquième paire*. Ce dernier aboutit en arrière au *trou ovale*, et, en avant, à deux trous superposés, séparés par une lame transverse et s'ouvrant dans l'hiatus sphénoïdal: l'inférieur est le *trou grand rond*, et le supérieur est la *fente sphénoïdale*, en dehors de laquelle est l'orifice interne du *conduit pathétique*. Le sillon caverneux, né en avant de la selle turcique, se termine en arrière au *trou carotidien*, qui est à l'état d'échancrure, dans le squelette, comme les trous ovale et petit rond.

A l'extrémité antérieure de la boîte cérébrale, sont creusées les deux *fosses ethmoïdales*, séparées l'une de l'autre dans le plan médian par la crête du même nom, et destinées à loger les lobes olfactifs. Ces cavités conoïdes ont leur sommet dirigé en haut et en avant: leur fond, constitué par la lame criblée de l'Ethmoïde, donne passage aux nerfs olfactifs; — et, à leur entrée, sur le bord externe, s'ouvre le *trou orbitaire interne*.

Les *parois latérales*, très concaves, concourent avec la voûte à former deux grandes fosses, situées l'une au devant de l'autre. — En avant, est la *fosse frontale* : constituée par le Frontal et l'aile sphénoïdale antérieure, elle protège le lobe antérieur du cerveau. — En arrière la *fosse pariétale*, formée par la Pariétal et une partie du Squamosal, recouvre le lobe postérieur du cerveau; parsemée, comme la précédente, d'impressions cérébrales, cette surface porte des sillons destinés à l'artère grande méningée. A sa partie inférieure, la *fossette du lobule de Sylvius*, est une dépression marquée sur l'aile du Sphénoïde postérieur.

Crête transverse des méninges. — La crête qui sépare les deux compartiments crâniens est constituée en haut par la *protubérance occipitale interne* et, de chaque côté, par la *crête transverse* des méninges. — La *protubérance*, fournie par l'Occipital supérieur, est une forte apophyse pyramidale et prismatique, à base supérieure, et dont le sommet se dirige en bas et en avant. De ses trois plans, excavés, l'un est postérieur, les deux autres sont latéraux et un peu tournés en avant. Les trois arêtes intermédiaires sont minces, saillantes et sinueuses : l'antérieure est continuée par la crête médiane pariéto-frontale, et les deux latérales sont prolongées chacune par la crête transverse.

La *crête transverse* ou *pariéto-temporale* est formée par le bord postérieur du Pariétal et surtout par le bord interne, très saillant, de la face antérieure du Rocher. Obliquement dirigée en bas et en avant, elle donne attache au repli ou cloison transverse des méninges, et elle est prolongée en avant par l'arête externe des sillons sus-sphénoïdaux.

Conduit temporal. — En dehors de la crête transverse, dans l'épaisseur des parois du crâne, descend le *conduit temporal* ou *pariéto-temporal*, compris entre le Pariétal et le Squamosal, en avant, — le Mastoïde et le Rocher, en arrière. Ce conduit, qui est principalement veineux, s'ouvre en haut par un ou deux grands trous irréguliers, percés en avant et sur le côté de la base de la protubérance occipitale interne.—Dans son trajet, oblique comme la crête qui le recouvre, il communique en dehors avec la partie postérieure de la fosse temporale au moyen des *trous temporaux*, percés à différentes hauteurs. — En outre, vers le milieu de sa longueur, il s'embranche en arrière avec le *conduit mastoïdien*. — Enfin, il aboutit inférieurement, en arrière de l'apophyse glénoïdienne, à un orifice compris entre cette apophyse et le tube auditif.

Le *compartiment cérébelleux*, beaucoup moins grand que la cavité cérébrale, est conoïde à base inférieure. Formé par la face interne de l'Occipital et du Rocher, il protége le cervelet, le mésocéphale et la moelle allongée. Cette cavité, bornée en avant par la crête transverse, se termine en arrière et en bas au trou occipital. — La *voûte* ou *fosse occipitale*, très concave et garnie d'empreintes cérébelleuses, porte deux arêtes longitudinales, qui la divisent en trois fossettes, une médiane et deux latérales, destinées aux lobes correspondants du cervelet.

La *base* ou *paroi inférieure* présente, dans le plan médian et sur la partie antérieure de l'apophyse basilaire, la *fosse mésocéphalique*, forte dépression où repose le centre du mésocéphale. Immédiatement en arrière, est creusée la *gouttière basilaire* qui loge la moelle allongée et aboutit postérieurement au *trou occipital*.

De chaque côté du plan médian sont les *trous déchirés*, et, en arrière, le *trou condylien*.

Enfin, sur les *parois latérales*, à la face interne du Rocher, est creusé l'*Hiatus auditif interne*, au fond duquel on aperçoit l'orifice supérieur du *conduit spiroïde*, destiné au nerf facial, et, au-dessous, la *lame criblée* du *nerf auditif*.

TÊTE DU BŒUF.

Moins longue et plus élargie que celle du Cheval, la tête du Bœuf a la forme d'une pyramide quadrifaciée, à large base postérieure.

PLAN SUPÉRIEUR.

Ce plan, dont le profil est rectiligne et horizontal, n'est constitué que par la région *frontale* et la région *nasale*.

Région frontale. — Presque plane et irrégulièrement quadrilatère, cette surface est très étendue surtout dans le sens antéro-postérieur. — Élargie en avant par les orbites, et en arrière par la base des cornes, elle est un peu rétrécie au niveau des fosses temporales.

En arrière, la région frontale s'étend jusqu'au sommet de la tête presqu'entièrement formé par les Frontaux, sous forme d'un gros rebord saillant en arrière, convexe et allongé transversalement, relevé et un peu échancré au milieu, où se trouve la partie la plus élevée des Pariétaux.

Latéralement, ce relief postérieur est pour ainsi dire prolongé par les *chevilles des cornes*, qui sont fortes, creuses et coniques, rugueuses et cannelées, dirigées en dehors et incurvées en avant ainsi qu'en haut.

Le *trou surcilier* est grand, à deux ou trois orifices et prolongé en avant ainsi qu'en arrière par un sillon vasculaire, bien marqué, en dehors duquel est la *bosse orbitaire*.

Région nasale. — Moins longue que la région frontale, elle est convexe d'un côté à l'autre et relativement étroite. — L'*épine sus-nasale*, moins détachée et moins prolongée en avant que dans le Cheval, est divisée par deux échancrures en trois pointes terminales, dont une médiane et une de chaque côté.

EXTRÉMITÉ ANTÉRIEURE.

Aplatie de dessus en dessous et dépourvue d'incisives, cette extrémité a la forme d'une large palette demi-circulaire, à bord libre un peu épaissi et taillé en biseau. Une lacune médiane, ellipsoïde d'avant en arrière, la divise en deux moitiés latérales.

EXTRÉMITÉ POSTÉRIEURE.

Cette région est constituée par l'Occipital, ainsi que par le plan postérieur du Mastoïde, et, en haut, par la bande postérieure, très étroite, des Pariétaux qui, dans le milieu seulement, s'élèvent jusqu'au sommet de la région. — Presqu'aussi haute que large, elle est irrégulièrement demi-circulaire, plane, rugueuse et un peu-excavée latéralement.

La *protubérance* ou *crête occipitale*, située en bas du tiers supérieur, est peu saillante et réunie à la *tubérosité cervicale*, qui est bien marquée, ainsi que la *crête occipitale médiane*.

La *crête occipitale latérale*, longue et demi-circulaire à concavité inférieure et interne, s'unit vers son milieu à la crête temporale du Pariétal; puis elle descend en arrière et en dedans du Mastoïde, sur la base de l'apophyse styloïde.

Le *trou occipital* est large. — La surface articulaire de chaque *condyle* est prolongée inférieurement sur la base de l'apophyse sous-occipitale et limitée par un gros relief transverse, destiné, par son appui sur l'atlas, à augmenter la résistance de la tête, lorsque l'animal, après l'avoir fléchie, s'en sert pour attaquer ou pour se défendre.

Les *apophyses styloïdes*, moins longues que dans le Cheval, sont plus fortes et plus incurvées en dedans.

Le *trou condylien* est quelquefois double. Au-dessus, est l'orifice externe du *conduit condylien*, branche postérieure de la gouttière latérale.

6

PLAN INFÉRIEUR.

RÉGION SOUS-OCCIPITALE. — L'*apophyse basilaire*, moins longue que dans le Cheval, est plus large et à forte cannelure médiane. En avant, les empreintes des muscles fléchisseurs de la tête forment deux saillies très prononcées.

Les *trous déchirés*, presqu'entièrement occupés par la bulle tympanique, sont bien séparés et très étroits, surtout l'antérieur.

La RÉGION SOUS-SPHÉNOÏDALE est très courte. — Le *trou ovale* est grand et entièrement percé dans l'aile sphénoïdale. — Il n'y a pas de *trou carotidien*, ni de *conduit sous-sphénoïdal*.

RÉGION SPHÉNO-PALATINE. — Moins étendue en tous sens que dans le Cheval, l'*ouverture gutturale des narines* est allongée, étroite, à bords presque droits et parallèles.

Les *apophyses ptérygoïdes*, unies aux Palatins, forment de grandes lames, minces et planes sur leurs deux faces.

Les *crêtes ptérygo-palatines*, amincies et rugueuses, sont terminées en avant par le prolongement du Ptérygoïde antérieur recourbé en pointe postérieurement.

Il n'y a pas de *fosse ptérygoïde*, et la *surface ptérygoïdienne externe* est presque plane.

La *fosse sphéno-palatine* est une grande surface plane, formée par le Palatin et une partie du Ptérygoïde antérieur ou interne.

La *crête sous-temporale*, incurvée à convexité antérieure, monte obliquement en arrière jusque vers le milieu du bord inférieur de la fosse temporale; en avant, elle laisse sur le côté du Frontal, entre elle et la crête orbitaire interne, un espace triangulaire à base supérieure, pour le coussin graisseux temporal; inférieurement, elle se termine, près et en dedans de la racine transverse zygomatique, par un gros relief rugueux dont la pointe, dirigée en avant, fait saillie en dehors et au-dessus de l'hiatus sphénoïdal.

Les *crêtes orbitaires* sont très prononcées : la supérieure ou interne procède du tubercule sous-temporal ; l'inférieure, qui prend naissance au-dessous des trous optique et orbitaire, se termine en dedans de la base de la bulle lacrymale.

L'*hiatus sphénoïdal* est large et profond : à l'entrée, au-dessous du *trou optique*, est le *trou vidien* ; au fond, un grand trou circulaire représente la *fente sphénoïdale*, le *trou grand rond* et le *trou pathétique*.

L'*hiatus maxillaire*, très étendu, surtout dans le sens vertical, est comprimé latéralement et rendu profond par la grande saillie de la *tubérosité maxillaire*, à laquelle s'ajoute en haut la *bulle lacrymale*. — Au fond et en bas, le *trou palatin* est souvent double, ainsi que le conduit palatin, dont le trajet principal ou supérieur a un orifice dans le sinus maxillaire. — Tout-à-fait en haut de l'hiatus, et en dehors du *trou nasal* qui est large et ellipsoïde, le *trou dentaire supérieur* a la forme d'une grande fente verticale.

Région palatine. — Moins longue que dans le Cheval, la *voûte palatine*, large et convexe entre les arcades molaires, se rétrécit et devient un peu concave en avant. Elle est étroite surtout en arrière des fentes incisives, par suite de la courbe à convexité interne que décrivent ses deux bords incurvés en (et représentant les espaces interdentaires supérieures. — Les Palatins constituent le quart postérieur de cette surface et ils se prolongent en arrière sous forme d'un demi-canal à concavité supérieure ou nasale. — Le *conduit palatin* est creusé dans leur épaisseur. — Les *sillons palatins* sont légèrement tracés. — La *crête médiane* est bien marquée. — Les *fentes incisives*, longues et larges, sont ellipsoïdes. — Pas de *conduit incisif*.

PLANS LATÉRAUX.

Région temporale. — La *fosse temporale*, située tout-à-fait sur le côté de la tête et ouverte en dehors, est creusée en gouttière étroite, profonde et allongée d'avant en arrière. Elle est large de cinq centimètres au plus, et une fois et demie plus longue.

Son bord supérieur, un peu concave, est une crête formée, en arrière, sous la base de la corne, par le Frontal et le Pariétal et, en avant, par le Frontal seul. — Le bord inférieur, un peu saillant en dehors, est constitué par le bord supérieur, légèrement convexe, de l'apophyse zygomatique.

L'extrémité antérieure, coupée obliquement en bas et en avant, est formée, en dehors, par l'apophyse orbitaire du Frontal et du Jugal, et, en dedans, par la crête sous-temporale. — L'extrémité postérieure, oblique dans le même sens, est un bord mince et saillant, formé en haut par la crête temporale très courte du Pariétal, et, plus bas, par la crête mastoïdienne unie à celle de l'arcade zygomatique.

La surface de la fosse temporale, concave de haut en bas, est constituée, dans sa moitié inférieure, par le Squamosal, et, dans sa moitié supérieure, en arrière, par le Pariétal, et en avant par une portion du Frontal que limite la crête sous-temporale. — En arrière et en bas, sont percés quelques trous temporaux, pénétrant dans le conduit temporal : l'un d'eux est plus large et un peu plus en avant.

L'*arcade zygomatique*, dans sa partie moyenne, est peu convexe et peu saillante en dehors. Étroite, prismatique et presque rectiligne, en arrière de l'orbite, cette tige devient plus forte et quadrangulaire dans la section sous-orbitaire, qui est exclusivement formée par le Jugal, dont l'apophyse orbitaire monte et s'unit bout à bout à celle du Frontal.

La *tubérosité malaire* est longue, forte et à large base. — La *surface massétérine*, très élargie vers son milieu, s'élève jusqu'auprès de l'orbite, ainsi que la *crête massétérine*.

La *racine transverse*, large et mince, est concave en dessus et à bord externe peu relevé. — Immédiatement en arrière, la *racine longitudinale* se renverse en dehors, sous forme d'un prolongement triangulaire, dont le sommet, un peu abaissé, porte un renflement ou *tubercule prémastoïdien*, saillant au-dessus de l'orifice du tube auditif. Puis elle monte avec la crête mastoïdienne et aboutit à celle de l'Occipital par l'intermédiaire de la crête temporale du Pariétal.

En dessous de l'arcade temporale, l'*espace orbito-temporal* est plus large que dans le Cheval.

La *surface temporo-maxillaire* est grande ; — le *relief condyloïde* très prononcé, allongé transversalement, large en arrière et convexe en tous sens : dispositions très favorables à l'étendue et à la variété des mouvements de la mâchoire inférieure. — La *fossette glénoïde*, moins étendue que le relief, est plus large en dehors qu'en dedans. — L'*apophyse glénoïdienne*, moins forte et moins saillante que dans le Cheval, se prolonge, en dehors et un peu en arrière, par une crête courbe qui va rejoindre le tubercule prémastoïdien et rappelle ainsi, mais dans le sens transversal, l'échancrure longitudinale sus-auditive des autres animaux.

Immédiatement en arrière, sont deux grands trous veineux, orifices inférieurs du conduit temporal.

SECTION TYMPANO-MASTOÏDIENNE. — La *bulle tympanique* est volumineuse, prolongée en bas et comprimée latéralement ; sa surface inégale, concave n avant et en dehors, est convexe en arrière et en dedans ; son épine styloïde est longue et forte.

Le *tube auditif*, à peu près transverse, est plus long et moins large que dans le Cheval. — Libre en avant, il adhère en haut ainsi qu'en arrière à la base du Mastoïde. — De son bord inférieur descend verticalement la *crête vaginale*, lame mince et très saillante, qui se porte transversalement sur la bulle tympanique, où elle se termine, après s'être infléchie en avant, de manière à envelopper tout le côté externe de la tige hyoïdienne. — Cette grande lame est libre et

concave sur son plan antérieur qui remonte jusqu'à la fente de Glaser, c'est-à-dire immédiatement en arrière de la surface temporo-
maxillaire, à peu près comme chez l'Homme ; son plan postérieur est
convexe et en partie adhérent à l'apophyse mastoïde, dont la faible
épaisseur le sépare de l'apophyse styloïde occipitale.

L'apophyse mastoïde peu renflée, mais comprimée d'avant en
arrière, est élargie dans le sens transversal. Libre postérieurement,
elle répond en avant à l'orifice du tube auditif. — La *crête mastoïdienne*, mince et saillante, est libre en arrière, confondue en avant
avec la crête zygomatique postérieure. — Le *trou mastoïdien* est
percé sur le plan postérieur de la tête, entre l'Occipital et le sommet
du Mastoïde. — Le *trou stylo-mastoïdien*, plus grand que dans le
Cheval, donne issue au nerf facial ; ainsi qu'à une branche veineuse
procédant de la gouttière latérale. Enfin, *l'apophyse hyoïdienne* du
Mastoïde est entièrement cachée dans une cavité cylindrique formée
en dedans par une dépression de la bulle tympanique et en dehors
par le repli de la lame vaginale.

Région orbitaire. — Le cadre de l'orbite est saillant, aminci et
rugueux. — *L'apophyse orbitaire* du Frontal, à base très élargie,
est plus courte et moins forte que dans le Cheval ; incurvée en bas
et un peu en avant, elle s'appuie par son extrémité inférieure, non
sur l'apophyse zygomatique, mais sur la branche montante ou orbitaire du Jugal. — Le *tubercule lacrymal* est élargi et le *trou lacrymal* est presque au bord de l'orbite. — L'orifice inférieur du *conduit
sourcilier* est large, et ce canal est infléchi dans l'épaisseur du sinus
frontal.

La cavité de l'orbite est grande. — En haut et en arrière, la *fosse lacrymale* est large. — En avant et en bas, la *bulle lacrymale* forme une
grosse saillie conoïde dont le sommet se dirige en arrière. Au fond
de la cavité, entre les *crêtes orbitaires*, très marquées, on voit le
trou orbitaire, percé dans le Frontal, au-dessus et en avant du trou
optique.

Région maxillaire supérieure. — Moins longue que dans le Cheval, cette région est large et convexe de haut en bas, dans sa moitié postérieure; en avant, elle est comprimée d'un côté à l'autre et sa hauteur diminue graduellement.

Au-dessous du Lacrymal, qui se prolonge en avant jusqu'à l'Os du nez, la tubérosité malaire forme un gros relief très élargi, dont la crête massétérine règne en arête mousse au-dessus de la surface massétérine, qui est grande et tournée en dehors; toutes deux aboutissent en avant à un gros tubercule situé au-dessus de la première arrière-molaire.

Le *trou sous-orbitaire*, souvent double, est percé plus en avant et plus bas que dans le Cheval, au-dessus de la première avant-molaire.

Au-dessus et en avant de la tubérosité malaire, la *fosse canine* est représentée par une large surface lisse, obliquement allongée en bas et en avant, légèrement concave d'avant en arrière et un peu convexe de haut en bas.

En avant de cette fosse, la surface maxillaire se rétrécit de plus en plus. Son bord inférieur, brusquement élevé au-dessus du niveau de la partie alvéolaire, se prolonge en ligne droite jusqu'à l'extrémité antérieure de la tête, où il se réunit à angle très aigu avec le bord supérieur de l'Intermaxillaire.

CAVITÉ CRANIENNE.

Relativement au volume de la tête, cette cavité a peu d'étendue, en raison des grands sinus qui l'entourent, surtout en haut et en arrière. Elle est moins longue, un peu plus haute et aussi large que dans le Cheval. Son axe longitudinal est oblique de 45 degrés en bas et en arrière.

La *fossette optique* s'élève brusquement au-dessus et en avant de la selle turcique, à peu près comme une marche d'escalier.

Selle turcique grande et profonde. — *Apophyses clinoïdes posté-rieures* fortes et incurvées en avant. — Sillon de la cinquième paire très large.

Protubérance occipitale interne très peu marquée. — *Crêtes trans-verses* presque réduites à la saillie du Rocher. — *Trou occipital* large.

Conduit temporal court, large, creusé entre le Squamosal, le Rocher, le Mastoïde et le Tympanal. Son orifice supérieur est un grand trou irrégulier, percé en haut du Rocher. De là, il descend presque verticalement, communique en dehors avec les *trous tem-poraux* et se termine à son orifice inférieur, qui est double et percé, comme chez le Cheval, en arrière de l'apophyse glénoïdienne.

De la partie supérieure de ce conduit, naît une forte branche posté-rieure qui constitue la *gouttière latérale* comprise entre l'Occipital la-téral et le Mastoïde et recouverte par le Rocher, elle se bifurque infé-rieurement et aboutit au trou déchiré postérieur, ainsi qu'au trou pre-mastoïdien. A son origine, elle s'embranche en arrière, d'abord avec le *conduit mastoïdien*, qui a peu de largeur, puis avec le *conduit condylien*. Ce dernier descend obliquement dans l'épaisseur de l'Oc-cipital latéral et se termine au-dessus du trou condylien, simple ou double, par deux orifices, l'un interne et l'autre externe plus petit, correspondant tous deux au trou *condylien postérieur* de l'Homme.

TÊTE DU MOUTON et DE LA CHÈVRE.

La tête est généralement étroite, et au lieu d'être élargie en arrière, comme chez le Bœuf, elle est conoïde en arrière et en avant des orbites, à peu près comme dans le Cheval.

PLAN SUPÉRIEUR.

Le profil du plan supérieur est très convexe, presque demi-circulaire; la partie culminante de cette grande courbe est formée par le milieu du Frontal. De là s'élèvent les chevilles des cornes, plus rapprochées par leur base, dans la *Chèvre*, où elles divergent en arrière et en haut, tandis qu'elles sont plus incurvées en arrière, en bas et en dehors, chez le *Mouton*.

En arrière des cornes, est la *région pariétale*, longue de 5 à 6 centimètres, oblique en bas et en arrière, et convexe surtout transversalement; limitée postérieurement par la protubérance occipitale, elle est formée par le Pariétal, le Sus-Occipital et une partie de l'Occipital postérieur. — Les *crêtes temporales* arquées à concavité externe, sont plus écartées l'une de l'autre dans le *Mouton* que dans la *Chèvre*.

En avant des cornes, la *région frontale* est plus étendue, plus large et moins convexe dans le *Mouton* que chez la *Chèvre*. — Le *trou surcilier*, grand et souvent double, est prolongé seulement en avant par un sillon. — La *bosse orbitaire* est peu marquée.

La *région nasale*, un peu convexe suivant sa longueur, chez le *Mouton*, est légèrement concave dans la *Chèvre*. — L'*épine nasale*, peu prolongée en avant et en pointe simple dans le *Mouton*, est souvent divisée dans la *Chèvre*, à peu près comme chez le Bœuf.

L'EXTRÉMITÉ ANTÉRIEURE de la tête est plus étroite que dans le Bœuf.

EXTRÉMITÉ POSTÉRIEURE.

L'extrémité postérieure, constituée par l'Occipital et par une petite partie du Mastoïde, est peu étendue, plus large que haute et un peu convexe. — Elle est limitée en haut par la *protubérance* ou *crête occipitale*, qui est rugueuse, allongée transversalement, et divisée en deux parties latérales, entre lesquelles, et un peu au-dessous, est la *tubérosité cervicale*, continuée en bas par la *crête occipitale médiane*. En dehors, la protubérance est prolongée par la *crête occipitale latérale* qui, en arrière et en dedans de la crête mastoïdienne, descend sur l'apophyse styloïde, dont le sommet conique et taillé en pointe s'incurve en dedans et en avant.

PLAN INFÉRIEUR.

Sur le plan inférieur de la tête, *l'apophyse basilaire* est large, un peu concave, et à légère crête médiane. — A sa base, et de chaque côté, le *bourrelet condylien* est plus prononcé dans la *Chèvre* que dans le *Mouton*. — En avant, les deux tubercules, où se fixent les fléchisseurs de la tête, sont plus écartés que dans le Bœuf. — Les *trous déchirés* sont étroits.

Le *corps des sphénoïdes* est moins large que chez le Bœuf. — L'ouverture *gutturale* des narines est étroite et allongée; ses bords, très saillants, sont un peu incurvés à concavité interne.

La *voûte palatine*, un peu concave, est plus allongée, plus étroite et plus rétrécie en arrière des fentes incisives que chez le Bœuf.

PLANS LATÉRAUX.

La *fosse temporale*, relativement moins étroite que dans le Bœuf, est allongée presque horizontalement au-dessous et en arrière de la base de la corne. — Large de deux travers de doigt, elle est une fois plus longue. — L'arcade zygomatique, qui la borne inférieurement, est plus portée en dehors que la crête temporale constituant son bord supérieur. — La surface de cette fosse peu profonde est convexe et formée seulement par le Pariétal et le Squamosal. — Les trous temporaux sont disposés à peu près comme chez le Bœuf.

Il en est de même pour l'*arcade temporale*, ainsi que pour la surface *temporo-maxillaire*. — L'orifice inférieur du conduit temporal est simple.

La *bulle tympanique* est grande et lisse, surtout dans la *Chèvre*. — Le *tube auditif* est détaché, court et plus large dans la *Chèvre* que dans le *Mouton* ; il occupe l'échancrure sous-zygomatique, qui est arquée d'avant en arrière et bornée en avant par la crête glénoïdienne ; sa limite postérieure est le tubercule prémastoïdien, qui descend et s'applique sur le devant de l'apophyse mastoïde.

La *crête vaginale*, moins développée que dans le Bœuf, descend verticalement de la base du tube auditif sur la bulle tympanique, et se renverse en arrière pour recouvrir l'*apophyse hyoïdienne* logée dans une dépression de la bulle.

L'*apophyse mastoïde* est un peu plus renflée dans la *Chèvre* que chez le *Mouton*. — Le *trou mastoïdien* est percé sur le plan postérieur de la tête, comme chez le Bœuf, et le *trou prémastoïdien*, moins large, ne donne issue qu'au nerf facial.

En avant de l'orbite, qui est à peu près comme chez les grands Ruminants, on voit, chez le *Mouton* et non dans la *Chèvre*, une excavation creusée sur le Lacrymal et dite *fosse larmière*.

Enfin, dans la région maxillaire supérieure, la *tubérosité malaire* est moins forte et moins saillante en dehors que chez le Bœuf.

CAVITÉ CRANIENNE.

Dans le *Mouton* et la *Chèvre*, la cavité crânienne n'est que d'un tiers moins grande que chez le Bœuf. Elle présente, du reste, à peu près les mêmes dispositions.

TÊTE DU PORC.

La tête est longue, rétrécie en arrière et plus encore en avant des orbites.

Le profil du plan supérieur, rectiligne ou légèrement concave, est très oblique en bas et en avant, par suite de la grande hauteur de l'extrémité postérieure.

PLAN SUPÉRIEUR.

La *région pariétale*, peu étendue, est plane, irrégulièrement quadrilatère et à bords concaves ; les deux latéraux sont échancrés par les fosses temporales ; le bord postérieur, formé par le sommet aminci de l'Occipital, s'allonge transversalement et décrit une grande courbe à concavité postérieure.

La *région frontale* est plane et plus étroite en avant qu'en arrière. Sa longueur est à peu près égale à l'étendue de son bord postérieur, aux extrémités duquel se détachent les apophyses orbitaires. — Le trou *surcilier*, bien plus avancé que dans les espèces précédentes, est large et prolongée en avant par un sillon très marqué.

La *région nasale*, aussi longue à elle seule que les deux précédentes régions, est à peu près demi-cylindrique, c'est-à-dire presque aussi étroite à sa base qu'à sa partie antérieure. — L'*épine nasale*, taillée en pointe courte et forte, s'avance jusqu'à l'extrémité de la tête, pour donner appui à l'os du boutoir ; et, de chaque côté, l'échancrure maxillo-nasale est peu profonde.

EXTRÉMITÉ ANTÉRIEURE.

L'extrémité antérieure de la tête, étroite, mais forte, est comprimée d'un côté à l'autre, et terminée par un bord demi circulaire.

épais, où s'implantent les incisives, et dont les deux moitiés latérales restent séparées dans le squelette, par une fente médiane.

EXTRÉMITÉ POSTÉRIEURE.

L'extrémité postérieure, très étendue dans le sens vertical, est rétrécie vers le milieu de sa hauteur et moins élargie en haut qu'en bas. Elle est constituée par l'Occipital et latéralement par le plan postérieur du Mastoïde. — Son bord supérieur est une crête rugueuse, allongée transversalement, incurvée en arrière et à convexité supérieure. Cette partie représente, par son tiers moyen, la *protubérance* ou *crête occipitale*, et, par ses extrémités, le commencement de la *crête occipitale externe* : celle-ci est longue et infléchie en S; après s'être réunie aux crêtes mastoïdienne et zygomatique, elle descend avec la première de ces deux arêtes jusque sur la base de l'apophyse styloïde.

Au-dessous de la protubérance, la surface occipitale est lisse et creusée en large gouttière médiane, qui se rétrécit de haut en bas et se termine au trou occipital.

Les *apophyses styloïdes*, longues et droites, sont situées en avant de chaque condyle, par suite de la compression latérale de la tête. — Le trou *condylien* est percé loin du condyle, en avant de la fossette condylienne, en dedans de la base de l'apophyse styloïde et au bord du trou déchiré postérieur.

PLAN INFÉRIEUR.

L'*apophyse basilaire*, forte et triangulaire, à large base postérieure, est presque plane et pourvue d'une arête médiane, ainsi que de deux gros tubercules à insertions musculaires. — Les trous *déchirés* sont allongés, étroits et incomplètement séparés par la bulle tympanique.

Dans la région sous-sphénoïdale, les *corps sphénoïdaux* sont courts, étroits, recouverts, en avant, par l'extrémité postérieure du Vomer, sur laquelle règne une crête médiane, et, en arrière, par l'extrémité supérieure des apophyses ptérygoïdes internes ou antérieures. — Le *trou ovale* est percé entre le Sphénoïde et la bulle tympanique. — Le trou interne, qui est *caverneux* et non *carotidien*, reste à l'état d'échancrure. — Pas de *conduit sous-sphénoïdal*.

Les *apophyses ptérygoïdes* sont longues et presque verticales, c'est-à-dire peu obliques en avant. — L'*antérieure*, mince et aplatie d'un côté à l'autre, s'unit à la face interne de la principale, dont elle dépasse en arrière l'extrémité inférieure. — L'apophyse *postérieure* ou externe, forte et comprimée d'arrière en avant, porte en dehors une arête très saillante, dont la partie supérieure se renverse en avant et l'inférieure en arrière. — La face antérieure de cette grande apophyse est concave et sert de limite postérieure à la fosse sphéno-palatine. Sur la face postérieure, entre la crête externe et l'apophyse interne, est une gouttière longitudinale, constituant la *fosse ptéry-goïde*. Au-dessus et en dehors, une légère excavation, rugueuse et allongée de haut en bas, représente la *fosse ptérygoïdienne externe*.

L'*ouverture gutturale* des narines, allongée, ovalaire et plus étroite en arrière qu'en avant, regarde en arrière et un peu en bas. — Son contour antérieur, qui porte une pointe médiane formée par les Pala-tins, est fort au-dessous du niveau de l'extrémité opposée. — Les côtés, constitués par les crêtes ptérygo-palatines, sont épais et un peu renversés en dehors. A leur partie inférieure est une forte saillie à trois prolongements, dont l'antérieur, comprimé latéralement, appar-tient au Palatin ; les deux autres, dirigés en arrière, sont fournis par l'extrémité inférieure des apophyses ptérygoïdes.

La *fosse sphéno-palatine* est concave et plus haute que longue. Elle est formée par le Maxillaire, le Palatin, l'Os planum et le Ptéry-goïde principal. — L'*hiatus sphénoïdal* est large et percé, au fond, d'un seul grand trou, comme chez les Ruminants. Son bord externe, saillant et rugueux, est constitué par la crête *sous-temporale*, réunie à la crête *orbitaire interne*. — Ces deux arêtes, séparées en haut à leur origine, sont prolongées inférieurement par la crête ptérygoïdienne externe. — La crête *orbitaire supérieure* est bien marquée.

L'*hiatus maxillaire*, large et profond, est creusé au-dessus de la *tubérosité maxillaire*, qui se prolonge postérieurement sous forme d'une lame mince, terminée en pointe et appliquée sur le Palatin. — Au fond de l'hiatus, le *trou dentaire*, très grand, est en dehors et un peu plus bas que le *trou nasal*, près et au-dessous duquel est percé le *trou palatin*.

La *voûte palatine*, deux fois aussi longue que les régions souscrâniennes, est étroite et rétrécie à ses deux extrémités. — Ses bords sont peu saillants et les espaces interdentaires très courts. — Cette surface presque plane porte une crête médiane, — des *sillons palatins* longs et bien marqués, — de nombreuses cannelures transverses, — et, en avant, des *fentes incisives* en trous ovales.

PLANS LATÉRAUX.

La *fosse temporale*, large de 5 centimètres et une fois plus longue, est presque verticale, mais un peu oblique en bas, en avant et en dehors. — Sa surface, concave en haut et en arrière, convexe en bas et en avant, est formée par le Pariétal, le Squamosal et les racines de l'apophyse zygomatique ; elle est un peu rugueuse et non percée de trous temporaux. — Son *bord supérieur* ou *pariétal* est constitué par la crête temporale, qui est concave et séparée de l'opposée. — Son *bord inférieur* ou *zygomatique*, plus saillant en dehors et une fois plus long que l'autre, est divisé, par l'apophyse prémastoïdienne, en deux parties presque égales, minces et concaves. — L'*extrémité antérieure* ou *inférieure* est marquée, en dehors, par l'apophyse orbitaire que complète une tige cartilagineuse, et, en dedans, par la crête sous-temporale. — L'*extrémité postérieure* ou *supérieure* est une crête courbe et saillante qui, appartenant au Pariétal ainsi qu'à l'Occipital, réunit l'extrémité postérieure de la crête temporale à celle de l'arcade zygomatique.

L'*arcade temporale*, dans sa partie moyenne, est une lame forte et large, aplatie latéralement et presque rectiligne. — Elle est saillante, mais très légèrement convexe en dehors et un peu concave en dedans. — L'espace orbito-temporal, qu'elle limite du côté externe, est grand, ovalaire et presque aussi large que long.

Les bords de l'arcade sont amincis : le supérieur, concave, est formé en avant par le Jugal, dont l'apophyse orbitaire est rudimentaire, et en arrière par l'apophyse zygomatique; — l'inférieur, très convexe, est exclusivement constitué par le Jugal. En avant, sous la base de la tubérosité malaire, il s'élargit un peu et se termine par un petit relief, où se fixent les fibres les plus antérieures du masséter; en arrière, il est mince et très saillant au-dessous du niveau de la surface temporo-maxillaire, qu'il limite en dehors.

La *tubérosité malaire*, moins étendue en tous sens que dans les espèces précédentes, est pyramidale, à trois pans et à base postérieure. — Son arête, bien marquée, procède du bord orbitaire et non du bord massétérin de l'arcade zygomatique. Peu prolongée sur le Maxillaire, elle se termine, en formant le sommet de la tubérosité, un peu en arrière du trou sous-orbitaire.

La *racine transverse* de l'arcade temporale est large et forte, épaisse en avant et très relevée en arrière, où elle est prolongée par la racine longitudinale. Entre ces deux parties s'élève verticalement l'*apophyse prémastoïdienne*. — Une profonde échancrure, ouverte en haut, est creusée entre cette grande apophyse et la racine postérieure, dont l'arête, mince, saillante et concave, monte obliquement en arrière et en dedans, avec la crête mastoïdienne, pour rejoindre celle du Pariétal et de l'Occipital.

La *surface temporo-maxillaire* est fort élevée au-dessus des arcades dentaires, comme chez les Herbivores, et très reculée vers l'extrémité postérieure de la tête. — Elle est encaissée en dehors par l'extrémité postérieure du Jugal, et, en dedans, par la bulle tympanique. — Plus étendue transversalement que dans le sens antéro-postérieur elle est ellipsoïde, un peu concave d'un côté à l'autre et très convexe d'avant en arrière. — Le *relief condyloïde*, peu saillant, est allongé transversalement et tourné en bas. — La *fossette glénoïde*, plus étroite à ses extrémités qu'au centre, est relevée obliquement en arrière et prolongée en haut et du côté externe par une surface triangulaire, à insertions ligamenteuses. — La *crête glénoïdienne* manque. Mais, du côté interne, la surface articulaire est imparfaitement limitée par la terminaison de la crête vaginale sur la bulle tympanique.

Ces dispositions, qui diffèrent peu de celles des Herbivores, permettent au condyle, presque hémisphérique du Maxillaire inférieur, des mouvements faciles, soit d'un côté à l'autre, soit en bas et en avant ou en arrière et en haut, selon que la mâchoire s'abaisse ou se relève.

La région *tympano-mastoïdienne*, comprimée, comme le crâne, d'un côté à l'autre et d'avant en arrière, est très allongée de haut en bas.

La *bulle tympanique*, longue, comprimée latéralement, descend au-dessous des trous déchirés, qu'elle sépare incomplètement. Située en dedans de la surface temporo-maxillaire et en arrière du Ptérygoïde principal, elle s'adosse postérieurement sur l'apophyse styloïde occipitale, à peu près comme chez les Ruminants.

Le *tube auditif*, très long, dirigé en haut et un peu en dehors, est compris entre la racine transverse et le bord externe du Mastoïde. — Son orifice, à bord rugueux, est appliqué en arrière de la base de l'apophyse prémastoïdienne.

La *crête vaginale*, longue, mince et aplatie d'avant en arrière,

7

descend entre la racine transverse et le bord du Mastoïde qui la recouvre incomplétement. Son bord libre est tourné en dehors et découpé en ½ : d'abord convexe, il devient très concave en arrière de la surface temporo-maxillaire; puis, en dehors du trou prémastoïdien, la crête s'infléchit en avant, pour se terminer sur la bulle tympanique.

La *crête mastoïdienne*, mince et saillante, se réunit à celle de l'arcade zygomatique. — Elle est prolongée inférieurement par l'*apophyse mastoïde*, grande lame mince et comprimée d'avant en arrière entre le tympan et l'Occipital latéral qui la recouvre imparfaitement. — Son bord externe, long et très convexe, s'applique derrière la crête vaginale, et descend jusqu'à la base de l'apophyse styloïde occipitale, sur laquelle l'apophyse mastoïde s'aplatit et se termine en pointe. — Le *trou mastoïdien*, situé en arrière, comme chez les Ruminants, est très étroit, capillaire et bientôt oblitéré. — Pas d'*apophyse hyoïdienne*. — Le trou *stylo-mastoïdien* est grand et destiné au nerf facial, ainsi qu'à une branche veineuse de la gouttière latérale.

L'ouverture de l'*orbite*, moins grande que chez les Ruminants, est irrégulièrement circulaire, à bords épaissis et peu saillants. — L'apophyse orbitaire, courte et conoïde, est incomplète, dirigée en bas et prolongée par une tige fibro-cartilagineuse. — Le *trou lacrymal* est double et percé près et en avant du bord antérieur. — Dans la cavité, la *fossette du petit oblique* est très profonde. — En haut, s'ouvre le *conduit sourcilier* qui s'infléchit dans le sinus frontal.

La *région maxillaire externe* est concave, longue, étroite et triangulaire à base postérieure. — La base de la tubérosité malaire porte inférieurement une petite surface rugueuse, limitant les attaches antérieures du masséter. L'arête de la tubérosité est longitudinale, amincie et saillante; elle règne entre les deux plans excavés et inversement obliques de ce relief, qui se termine bientôt en pointe au niveau de la première arrière-molaire.

En avant de ce point, le trou *sous-orbitaire* s'ouvre largement près et au-dessus des 3ᵉ et 4ᵉ avant-molaires.

La *fosse canine*, très longue, remonte en arrière jusqu'à l'orbite ; en avant, son bord inférieur est relevé par le renflement alvéolaire de la défense supérieure.

CAVITÉ CRANIENNE.

Cette cavité paraît petite, relativement aux dimensions du crâne augmentées par les grands sinus frontaux et pariétaux ; cependant, elle est à peu près aussi étendue que chez le Mouton.

Son grand axe ne s'incline pas en bas et en arrière. Mais, comme chez les Ruminants, la *fossette optique* est très élevée au-dessus de la selle turcique.

Fosses ethmoïdales abaissées. — *Apophyses clinoïdes postérieures* bien marquées. — Pas de *protubérance occipitale interne*. — *Crêtes tranverses* saillantes, formées par le Pariétal et inférieurement par le Sphénoïde postérieur, sans le concours du Rocher.

Le *conduit pariétal* est remplacé par une gouttière qui descend obliquement en avant du Rocher jusqu'au trou déchiré antérieur, réuni au trou caverneux. — La *gouttière latérale* naît en commun avec la précédente, fort au-dessus du Rocher, à la face interne du Mastoïde ; elle descend en arrière du Rocher, — et, sans branche *condylienne*, elle se termine au trou déchiré postérieur, ainsi qu'au trou prémastoïdien.

TÊTE DES CARNASSIERS.

La tête de ces animaux, surtout celle du *Chat*, est moins allongée que dans le Porc et les Herbivores : le crâne est ovoïde et plus grand, la face plus courte et les arcades temporales très larges.

Le profil, très convexe dans le *Chat*, est convexe sur le crâne et plus ou moins concave sur la Face du *Chien*.

PLAN SUPÉRIEUR.

Le plan supérieur du crâne est formé par le Frontal, le Pariétal et l'Occipital supérieur. — Sur la moitié postérieure, les *crêtes temporales* se réunissent et acquièrent, chez le *Chien*, une hauteur variable suivant l'âge et la race. En avant, elles se séparent plus tôt dans le *Chat* que dans le *Chien*.

La région du front, oblique en bas et en avant, est relativement plus large dans le *Chat*, et divisée, dans le *Chien*, par une forte dépression longitudinale et médiane qui se prolonge sur toute la région nasale.

La Face est conoïde, à base postérieure. — Son plan supérieur très court, incliné en bas et en avant, dans le *Chat*, est plus long et presque horizontal, dans le *Chien*. — Les Os du nez étroits, s'élargissent en avant. — L'*épine nasale* est courte, profondément échancrée et divisée en trois pointes. — L'*ouverture nasale* est large et presque circulaire.

L'EXTRÉMITÉ ANTÉRIEURE de la tête, un peu rétrécie, comprimée de dessus en dessous, à bord épais et demi-circulaire, est peu proéminente, presque verticale dans le *Chat*, comme chez l'Homme, et plus saillante en avant, dans le *Chien*.

EXTRÉMITÉ POSTÉRIEURE.

L'extrémité postérieure ou la *surface occipitale* est peu étendue et triangulaire à base inférieure. — Les parties latérales, concaves et rugueuses, sont complétées par le plan postérieur du Mastoïde. — Sur la partie moyenne, un peu relevée, descend la *crête médiane*. — La protubérance ou *crête occipitale*, sous forme d'un tubercule épais, occupe le sommet de la région, dont la pointe se renverse en arrière. — Les *crêtes latérales* minces, saillantes et dirigées oblique- ment en bas et en avant, sont prolongées inférieurement par celle du Mastoïde et de l'arcade zygomatique : elles séparent nettement le plan de l'extrémité postérieure et les faces latérales de la tête, comme chez le Porc et les Ruminants. — Les *apophyses styloïdes*, moins courtes dans le *Chien* que dans le *Chat*, sont dirigées en bas, en dehors et en arrière. — Le *trou condylien* s'ouvre sur le bord du trou déchiré.

PLAN INFÉRIEUR.

Apophyse basilaire longue, large, peu épaisse, plane ou légère- ment convexe d'un côté à l'autre ; crête médiane peu marquée ; tuber- cules à insertions musculaires, forts et bien séparés. — *Trous déchirés* très étroits et complètement séparés par la bulle tympanique.

Corps sphénoïdaux allongés, élargis, à surface plane et en grande partie recouverte par la base des Ptérygoïdes. — *Trou ovale* percé dans l'aile sphénoïdale, comme chez les Ruminants.

Conduit sous-sphénoïdal nul dans le *Chat*, — à orifice antérieur commun au trou grand rond, dans le *Chien*, et pas de branche tem- porale.

Apophyses ptérygoïdes larges et minces, aplaties d'un côté à l'au- tre, peu prolongées en bas et peu obliques en avant.

Ouverture gutturale des narines très allongée horizontalement d'avant en arrière, en demi-canal régulier entre les crêtes ptérygo-palatines ; à contour antérieur concave et pourvu d'une pointe médiane ; à bords minces, un peu rugueux, terminés en arrière par une pointe dirigée postérieurement et formée par l'extrémité inférieure de l'apophyse ptérygoïde interne.

Surface externe des apophyses ptérygoïdes rugueuse pour l'attache des deux muscles ptérygoïdiens. — Au-dessus, *fosse sphéno-palatine* grande, concave et plus longue que haute.

Hiatus sphénoïdal largement ouvert, en simple dépression, montrant, l'un au-devant de l'autre le trou *grand rond*, la fente *sphénoïdale* et le trou *optique*.

Crête *sous-temporale* longue, oblique en haut et en avant, où elle se sépare de la crête *orbitaire supérieure*.

Crête *orbitaire inférieure* longue, bien marquée, incurvée à concavité inférieure et terminée, en avant, au-dessous du trou lacrymal.

Hiatus maxillaire largement creusé au-dessus de la tubérosité maxillaire, peu prononcée, et simplement séparé de l'orbite par la crête précédente.

Trou nasal à deux orifices : l'un, inférieur, près du trou palatin, l'autre, supérieur ou principal, près et en dedans du trou dentaire.

Voûte palatine large, surtout en arrière, plus courte et plus élargie postérieurement dans le *Chat*. — Palatins formant la moitié de la surface, dans le *Chat*, et au moins le tiers, dans le *Chien*. — Sillons palatins bien marqués. — Ouvertures incisives obrandes. — Trou incisif très étroit dans le *Chien*, nul dans le *Chat*. — Arcades dentaires continues.

PLANS LATÉRAUX.

Fosse temporale très grande, largement ouverte en dehors, en haut et un peu en arrière; à surface convexe et rugueuse, presque aussi haute que longue. — Pas de *trous temporaux*.

Arcade zygomatique abaissée vers le plan inférieur de la tête et décrivant une courbe presque demi-circulaire, à concavité interne très éloignée du crâne; longue bande antéro-postérieure, aplatie d'un côté à l'autre, large d'un travers de doigt, chez le *Chien*, et à extrémités bien détachées. — Bord supérieur mince, convexe, formé en arrière par l'apophyse zygomatique, et en avant, sous l'orbite, par le Jugal, dont l'apophyse orbitaire est plus courte dans le *Chien* que dans le *Chat*. — Bord inférieur concave, entièrement formé par le Jugal et taillé en biseau externe pour les attaches du Masseter non prolongées sous l'apophyse malaire, saillante, mais peu étendue.

Racine transverse forte, allongée en dehors et peu large d'avant en arrière. — *Tubercule prémastoïdien* renversé en dehors et en arrière, comme chez le Bœuf, et séparé de la racine transverse par l'échancrure sus-auditive, plus large dans le *Chat* que dans le *Chien*. — Crête de la *racine postérieure* mince, saillante, réunie à celle du Mastoïde; oblique en haut et en arrière jusqu'à la crête occipitale latérale.

Espace *orbito-temporal* grand, obrond, plus large en arrière et à diamètre transverse presque égal à l'antéro-postérieur.

Surface *temporo-maxillaire* presque au niveau des arcades dentaires; allongée transversalement, étroite d'avant en arrière, surtout dans le *Chat*, sans relief condyloïde, mais rendue très concave par l'apophyse *glénoïdienne*, forte, conoïde, comprimée d'avant en arrière, dirigée en bas et recourbée en avant, plus rapprochée du côté interne et à base moins élargie dans le *Chien* que dans le *Chat*.

Par suite de ces dispositions particulières aux Carnassiers, le condyle demi-cylindrique du Maxillaire s'emboîte dans la concavité du plan articulaire; les mouvements antéro-postérieurs sont impossibles, ceux de latéralité très restreints, tandis que ceux d'abaissement et d'élévation sont beaucoup plus précis que dans les autres animaux.

En arrière de l'apophyse glénoïdienne, est l'orifice inférieur du *conduit temporal*, dans le *Chien* seulement.

Bulle tympanique grosse, hémisphérique et lisse. — Trou auditif large, à tube très court.

Apophyse mastoïde peu renflée. — *Trou mastoïdien* sur le plan postérieur dans le *Chien*, nul dans le *Chat*. — Pas d'apophyse *hyoïdienne*.

Ouverture de l'orbite, à bords peu saillants, dirigée en dehors et en avant, située au milieu de la longueur de la tête, chez le *Chien*; plus avancée dans le *Chat*, relativement plus grande, plus régulièrement circulaire et plus tournée en avant. — Apophyse *orbitaire* incomplète, courte et conoïde dans le *Chien*; plus longue et dirigée un peu en arrière dans le *Chat*. — Pas de trou *surcilier*. — Tubercule *lacrymal* faible. — Trou *lacrymal* en arrière du bord orbitaire. — Trou *orbitaire interne* petit, percé en avant et loin du trou optique.

Région *maxillaire supérieure* peu étendue en longueur, surtout dans le *Chat*; triangulaire à large base postérieure, et concave vers son milieu. — Apophyse malaire saillante, à base peu prolongée en avant, et sans arête. — Trou *sous-orbitaire* large, percé près de l'orbite, surtout dans le *Chat*, et au-dessus de la dernière prémolaire. — Fosse canine longue, peu profonde, oblique en bas et en avant. — Relief alvéolaire de la dent canine bien marqué. — Intermaxillaire à branche montante étroite, à extrémité antérieure courte et forte.— Échancrure maxillo-nasale très peu profonde.

CAVITÉ CRANIENNE.

Cavité crânienne plus grande que dans les autres animaux, aussi longue que les cavités nasales dans le *Chien*, et une fois plus dans le *Chat*.

Paroi inférieure ou *base* presque horizontale et droite. — Apophyses clinoïdes antérieures et postérieures bien marquées.

Fosses *ethmoïdales* larges et profondes. — Grandes fosses *frontales* et *pariétales*, à fortes empreintes cérébrales.

Protubérance occipitale interne très saillante, formée par l'Occipital et le Pariétal. — Crêtes transverses larges, minces et fournies seulement par le Pariétal, dans le *Chat*; bien moins larges en haut et constituées inférieurement par le bord du Rocher, dans le *Chien*.

Conduit *temporal* communiquant supérieurement avec l'opposé à travers la base de la protubérance occipitale, et terminé inférieurement en arrière de l'apophyse glénoïdienne. — *Gouttière latérale* large, procédant de l'origine du conduit temporal, descendant en arrière du Rocher; ouverte postérieurement, d'abord dans le *trou mastoïdien*, puis dans le *conduit condylien*, dont l'orifice postérieur est en arrière et au-dessus du trou condylien; enfin, se terminant au trou déchiré postérieur, avec le canal veineux *pétro-basilaire*, indiqué plus loin.

Dans le *Chat*, pas de conduit *temporal*; — large *gouttière latérale*, à branche *condylienne*, et sans trou *mastoïdien*.

A l'extrémité antérieure du Rocher, l'échancrure destinée au nerf trifacial, dans le *Chat* comme dans les espèces précédentes, est convertie en trou dans le *Chien*.

Entre l'apophyse basilaire et le Rocher, dans le *Chien* et non dans le *Chat*, sont creusés les deux conduits *pétro-basilaires*, parallèles, contigus en avant, réunis en arrière, et s'étendant d'un trou déchiré à l'autre : l'*externe* est artériel, et l'*interne*, veineux, représente la *gouttière pétreuse inférieure* de l'Homme.

TÊTE DES RONGEURS.

LAPIN ET LIÈVRE.

Tête longue, étroite, à profil convexe. Crâne ovoïde. Face un peu plus longue et conoïde.

PLAN SUPÉRIEUR.

Région *pariétale* convexe, complétée, en arrière, par le Sus-occipital et la portion repliée de l'Occipital postérieur. — Crêtes *temporales* très écartées. — Crête médiane ou *sagittale* marquée.

Région *frontale* étroite, surtout en arrière des apophyses orbitaires, — un peu convexe postérieurement, aplatie en avant, à bords relevés formés par la face supérieure des apophyses orbitaires, minces, dirigées en arrière, à la rencontre d'un tubercule frontal, et laissant du côté interne un espace comblé par une membrane fibreuse.

Région *nasale* longue, un peu busquée, moins étroite à sa base et très convexe d'un côté à l'autre. — Épine nasale très courte, mousse; au niveau de l'extrémité de la tête; base élargie; sommet peu ou point échancré. — Ouverture nasale coupée verticalement, ovalaire à base supérieure.

Extrémité antérieure de la tête étroite, conoïde, forte et incurvée en bas.

EXTRÉMITÉ POSTÉRIEURE.

Irrégulièrement demi-circulaire; rétrécie en haut, rugueuse et déprimée latéralement, à crête médiane bien marquée. — Protubérance ou *crête occipitale* aplatie en arête transverse, un peu saillante postérieurement, à fortes excavations latérales, rugueuses et pro-

longées en avant. — *Crêtes latérales* peu saillantes et incurvées en C.
— Apophyses *styloïdes* minces, pointues, appliquées derrière le
Mastoïde et ne dépassant pas le condyle. — Trou occipital grand
et prolongé en haut par une échancrure.

PLAN INFÉRIEUR.

Apophyse basilaire longue et large, légèrement concave, à crête
médiane simple en arrière, double en avant. — Trous déchirés
comblés par la bulle tympanique.

Corps *sphénoïdal postérieur* allongé en cône tronqué en avant; —
l'*antérieur*, très étroit, occupant la voûte de la gouttière gutturale.

Apophyses ptérygoïdes larges, dirigées en bas et comprenant
entre elles une grande *fosse ptérygoïde* ouverte en arrière. — Conduit *sous-sphénoïdal* réduit à l'état de trou.

Fosse *sphéno-palatine* grande et concave. — Hiatus *sphénoïdal* et
maxillaire largement ouverts. — Tubérosité maxillaire mince en
bas, renflée supérieurement. — Trou *grand rond* étroit. — *Fente
sphénoïdale* large.

Ouverture *gutturale* des narines très allongée d'avant en arrière,
en demi-canal profond et bien plus étroit chez le *Lapin* que dans le
Lièvre.

Voûte palatine étroite, allongée, triangulaire à base postérieure;
— constituée au niveau des trois premières molaires par une bande
transverse, palato-maxillaire, ayant à peine un centimètre de largeur; — partie antérieure de la voûte incomplète, formée seulement
par le Vomer et la branche palatine des Intermaxillaires, disposés
en tige médiane, tranchante, et plus mince en arrière. — Latéralement, ouvertures *incisives* très longues, occupées par une membrane
fibreuse et bordées en dehors par de grands espaces interdentaires.
— Extrémité antérieure recourbée en bas.

PLANS LATÉRAUX.

Fosse temporale tout-à-fait latérale, rudimentaire, en léger sillon antéro-postérieur, ayant à peine un demi centimètre de large, entre la crête temporale et la racine zygomatique postérieure; — un peu élargie au-devant de la racine transverse et descendant jusqu'à des rugosités saillantes formant la *crête sous-temporale*.

Partie détachée de l'*arcade zygomatique* allongée, mais entièrement sous-orbitaire; — aplatie d'un côté à l'autre, large, et presque rectiligne; — séparée du crâne par un espace ovalaire, plus étroit en avant et une fois plus long que large. — Surface externe de l'arcade excavée; — bords minces, le supérieur un peu concave, l'inférieur légèrement convexe, prolongé en pointe en avant et surtout en arrière. — Extrémités courtes et repliées à angle droit : l'antérieure ou *apophyse molaire* à base circonscrite; la postérieure ou *racine transverse* étroite et convexe en dessus. — *Racine postérieure* réduite à l'état de légère arête longitudinale, un peu arquée à concavité inférieure, et terminée par une apophyse grêle appliquée sur le Mastoïde, au-dessus du tube auditif, de manière à représenter à la fois le tubercule *prémastoïdien* et l'échancrure sus-auditive.

Surface *temporo-maxillaire* remontée fort au-dessus du niveau des arcades molaires, comme chez les Herbivores précédents; très encaissée entre la face externe du Squamosal et l'extrémité postérieure du Jugal qui la dépasse en arrière. — *Relief condyloïde* allongé transversalement, mais très arqué à concavité inférieure; — étroit, surtout au centre, et très convexe d'avant en arrière. — *Fossette glénoïde* petite, triangulaire, élargie en dedans et peu prolongée en dehors. — Pas d'*apophyse glénoïdienne*. En conséquence, mouvements de la mâchoire faciles en tous sens, mais surtout d'arrière en avant et d'avant en arrière, pour l'action de ronger.

Bulle tympanique située loin, en arrière et au-dessous de la surface temporo-maxillaire; — arrondie, lisse et moins forte que dans le Chat. — *Tube auditif* long d'un centimètre, large; d'abord appliqué dans l'échancrure du Mastoïde, puis libre, dirigé obliquement en haut, en dehors et en arrière.

Au-dessus du tube auditif, le plan latéral de la tête est formé par une surface quadrangulaire et inégale, appartenant à la portion repliée de l'Occipital postérieur et au plan externe du Mastoïde. — Au-dessous, *apophyse mastoïde* prolongée en pointe rugueuse, comprise entre l'apophyse styloïde occipitale et la bulle tympanique. — Pas d'apophyse *hyoïdienne*.

Orbite grand, réuni à la fosse temporale et tourné en dehors, à peu près comme dans les Oiseaux. — Son ouverture occupant le tiers moyen du plan latéral de la tête, — irrégulièrement ovalaire, à grand axe longitudinal; — incomplète postérieurement : l'apophyse orbitaire ne rejoignant pas l'arcade zygomatique. — Contour supérieur saillant, aminci, formé par l'apophyse orbitaire et le tubercule lacrymal; rugueux, souvent ébréché et complété par des parties fibreuses. — Contour inférieur un peu concave, constitué par le Jugal et, en arrière, par l'apophyse zygomatique et sa racine transverse.

Cavité de l'orbite séparée de l'opposée, à son fond, par une *cloison inter-orbitaire* formée par l'adossement des lames frontales, ainsi que des ailes sphénoïdales antérieures, au-dessous des fosses ethmoïdales et au-dessus de la gouttière gutturale. En conséquence, et de même que chez les Oiseaux, réunion des deux *trous optiques* en une seule ouverture circulaire, percée d'un orbite à l'autre, en arrière de la cloison.

Région maxillaire supérieure allongée d'arrière en avant, triangulaire à base postérieure; légèrement convexe, inégale, percée à jour et bordée en haut par la branche montante, longue et très étroite de l'Intermaxillaire. — Apophyse *malaire* saillante, à base circonscrite, non prolongée en avant et située au niveau du milieu de l'arcade molaire. — Trou *sous-orbitaire* percé près de l'orbite, au-dessus de la première dent molaire.

CAVITÉ CRANIENNE.

Allongée, ovoïde, à extrémité antérieure, rétrécie et très élevée. — Plan inférieur oblique en bas et en arrière.

Fosses ethmoïdales étroites et profondes, réunies en une seule, de même que les trous optiques. — Selle turcique allongée, étroite, percée d'un petit trou veineux, vertical et médian, aboutissant sous le crâne au milieu du corps sphénoïdal postérieur; — de chaque côté, une grande ouverture représentant la *fente sphénoïdale*; — en avant et en arrière, *apophyses clinoïdes* bien marquées.

Protubérance occipitale interne très faible. — *Crêtes transverses* minces, peu saillantes et presque réduites au rebord du Rocher.

Fosse occipitale bien divisée en trois fossettes par deux arêtes longitudinales, plus saillantes que dans les Chevaux.

TÊTE DES OISEAUX

DOMESTIQUES.

Tête allongée. Crâne petit, à soudures rapides. Face bien plus longue et conoïde, terminée en pointe dans les *Gallinacés*, ou comprimée de dessus en dessous chez les *Palmipèdes*.

PLAN SUPÉRIEUR.

Convexe transversalement et d'une extrémité à l'autre. — Formé, dans la région crânienne, par le bord supérieur de l'Occipital, par les Pariétaux et par les Frontaux rétrécis au niveau des orbites et prolongés sur la Face.

En avant des orbites, vers le milieu de sa longueur, ce plan, un peu élargi, se compose de l'extrémité antérieure des Frontaux, sur laquelle s'appuient, dans le plan médian, le sommet des branches montantes intermaxillaires, et, de chaque côté, la base de l'Os du nez et du Lacrymal.

En avant, il se rétrécit peu à peu pour former la base du bec supérieur; principalement constitué par les Os du nez et les Intermaxillaires, il présente, de chaque côté, *l'ouverture nasale*, qui est grande, ellipsoïde et allongée d'avant en arrière.

EXTRÉMITÉ ANTÉRIEURE

Formée par les deux Intermaxillaires soudés, elle est convexe supérieurement, tantôt taillée en pointe un peu recourbée inférieurement, tantôt aplatie de dessus en dessous, à bord demi-circulaire, mince et replié en bas.

EXTRÉMITÉ POSTÉRIEURE.

Presque circulaire, un peu élargie inférieurement; — plus haute que large dans les *Palmipèdes;* — légérement convexe, rugueuse et à crête médiane; — en haut et de chaque côté, chez les *Palmipèdes*, orifice vasculaire rappelant le trou *mastoïdien*. — Trou *occipital* arrondi chez les *Gallinacés*, ovale ou triangulaire à base inférieure chez les *Palmipèdes*. — Réunion des deux *condyles* en un seul.

PLAN INFÉRIEUR.

Apophyse basilaire réunie au corps sphénoïdal postérieur en une pièce courte, large et convexe, à forte arête médiane. — Latéralement, pas de *bulle tympanique*, ni de *trous déchirés*, si ce n'est en arrière une petite ouverture près du trou condylien.

En avant, corps du Sphénoïde antérieur étroit, allongé en *rostre pré-sphénoïdal*, donnant appui, de chaque côté, à l'extrémité du Ptérygoïde et à celle du Palatin; puis montant en avant, au-dessus du Vomer et de l'ouverture gutturale, pour soutenir la cloison inter-orbitaire.

Ouverture gutturale des narines allongée d'avant en arrière, ellipsoïde, divisée en deux par le bord inférieur du Vomer, limitée en avant par les Maxillaires et latéralement par les Palatins.

De chaque côté de la région ptérygo-palatine, grand espace *orbito-temporal*, très allongé d'avant en arrière, bordé en dedans par le Ptérygoïde et le Palatin, et en dehors par l'arcade zygomatique, abaissée jusqu'à ce niveau.

Voûte palatine grande et concave, allongée et rétrécie d'arrière en avant, à bords minces et repliés en bas. — Formée, chez les *Palmipèdes*, par le plan inférieur des Maxillaires et Intermaxillaires; à ouverture médiane et centrale, ovalaire dans le sens longitudinal,

peu étendue et représentant les *fentes incisives*. — Chez les *Gallinacés*, voûte palatine membraneuse, par agrandissement de l'ouverture centrale, limitée en avant par la pointe des Intermaxillaires
et en arrière par une bande étroite des Maxillaires.

PLANS LATÉRAUX.

Orbite grand, profond et tourné en dehors. — Contour en grande
partie fibreux, soutenu en haut par le bord du Frontal, en avant par
le Lacrymal, et, en arrière, par une apophyse orbitaire incomplète,
dirigée en bas et en avant, appartenant au Frontal postérieur et à
l'aile temporale du Sphénoïde. — Inférieurement, lame membraneuse
réunissant l'apophyse orbitaire à la pointe du Lacrymal, s'implan-
tant sur l'arcade zygomatique et complétant ainsi le cadre orbitaire,
qui est entièrement osseux chez les Perroquets.

En avant, séparation de l'orbite et de la cavité nasale par des parties molles. — En arrière, communication avec la fosse temporale,
au-dessous de l'apophyse orbitaire. — Au fond, *cloison inter-orbitaire* mince, principalement constituée par l'Ethmoïde, réduit à sa
lame perpendiculaire, fixée supérieurement au Frontal, en arrière
au Sphénoïde antérieur, et soutenue inférieurement par le rostre
pré-sphénoïdal. — Au bord supérieur de cette cloison, règne un
sillon longitudinal, destiné aux nerfs olfactifs. — En arrière, est le
trou optique, communiquant d'un orbite à l'autre.

En arrière de l'orbite, le plan latéral de la tête, peu étendu, légèrement concave et formé par le Frontal postérieur, le Sphénoïde et
le Squamosal, constitue la *fosse temporale*.

Au-dessous, l'ouverture auditive ou *tympanique*, large et circulaire, est comprise entre les bords de l'Occipital et du Sphénoïde postérieur. Le fond de la cavité est formé par le Rocher.

Immédiatement en avant, le Squamosal ou *os carré* se détache du

crâne et joue sur le côté du Sphénoïde postérieur. — Par son extrémité inférieure, il s'articule avec le Maxillaire, au moyen de deux
facettes convexes, et, en dedans, avec le Ptérygoïde ou *os transverse*,
tige oblique en avant et en dedans, où elle s'appuie sur le corps du
Sphénoïde, ainsi que sur l'extrémité postérieure du Palatin, autre
pièce mobile, allongée d'arrière en avant et terminée au Maxillaire
supérieur. — En dehors et en bas, l'os carré s'articule aussi avec
l'Apophyse zygomatique, allongée et rectiligne, comme le Jugal,
qui la prolonge en avant jusqu'au Maxillaire supérieur.

C'est ainsi que de chaque côté de la tête, le Squamosal est relié à
la base du Maxillaire supérieur par deux tiges osseuses, parallèles et
mobiles : l'une, externe, constituée par l'*Arcade zygomatique*; l'autre, interne ou *Ptérygo-palatine*. — En conséquence, lorsque la mâchoire inférieure s'abaisse, l'os carré, porté en avant, pousse la
mâchoire supérieure qui, formée d'éléments souples et flexibles,
s'élève un peu en basculant sur le crâne. — Le jeu de cet appareil
est bien plus marqué dans certains Oiseaux, comme les Perroquets,
chez les Poissons en général, — et surtout dans les Serpents.

CAVITÉ CRANIENNE.

Peu étendue, ovoïde, à extrémité antérieure relevée et terminée
en pointe.

Plan inférieur oblique en bas et en arrière : lisse et convexe en
avant, au niveau de la voûte orbitaire; concave et inégal en arrière.

Fosses *ethmoïdales* petites et non séparées.

Trous *optiques* éloignés de ces fosses, réunis l'un à l'autre, ainsi
qu'à la fente *inter-sphénoïdale*.

Immédiatement en arrière, *selle turcique* étroite, arrondie, et
trou *grand rond* percé de chaque côté.

Latéralement, grande fosse, formée par le Frontal, pour l'hémis phère cérébral. — Au-dessous, fosse moins large, séparée de la première par une arête mince, — constituée par l'aile du Sphénoïde postérieur, — destinée aux lobes ou tubercules bigéminés, et percée inférieurement du trou *ovale*.

En arrière, fosse occipitale, séparée des précédentes par la *crête transverse*. Formé par l'Occipital, le Rocher, une partie du Pariétal et du Sphénoïde postérieur, ce compartiment protège le cervelet et la moelle allongée.

CONSTRUCTION VERTÉBRALE DE LA TÊTE.

CONSIDÉRATIONS GÉNÉRALES.

Entrevue, à la fin du siècle dernier, par Gœthe, la construction vertébrale de la tête fut très étudiée, au commencement de ce siècle, en Allemagne, par Oken, Spix, Carus, etc., — en France, par E. Geoffroy Saint-Hilaire, Duméril, Dugès, de Blainville, etc., — et, plus tard, en Angleterre, par Goodsir, J. Maclise et R. Owen.

Cette thèse, l'un des sujets les plus complexes de l'anatomie philosophique, a été vivement combattue par Cuvier et longtemps considérée comme une conception imaginaire, sans réalisation possible.

Après avoir subi diverses épreuves, elle repose aujourd'hui sur des bases positives. Méthodiquement démontrée par des recherches nouvelles, par de nombreuses observations d'embryogénie, d'anatomie comparée et de tératologie, la composition vertébrale de la tête est définitivement admise dans le domaine de la science et dans le cadre de l'enseignement.

D'ailleurs, la constitution des Vertèbres céphaliques n'est pas seulement intéressante au point de vue théorique; elle a aussi ses côtés pratiques, par cela même que, relevant des lois générales de l'organisation, elle représente un procédé comparatif et synthétique qui éclaire les détails, les simplifie, et facilite leur intelligence.

En élevant ses vues, la science élargit la sphère de ses fécondes applications : elle met en évidence les relations des organes entr'eux, et parvient ainsi à déterminer la valeur de chaque pièce composant la tête, d'après la signification corrélative des divers éléments constitutifs du squelette.

Il sera, du reste, facile de reconnaître par quels liens la doctrine que nous allons retracer se rattache aux données descriptives et ostéogéniques qui précèdent.

La Tête n'est pas une région particulière, en dehors du plan général. D'après les principes de répétition et de symétrie, elle se relie nécessairement au système vertébral, c'est-à-dire au squelette, dont elle constitue l'extrémité antérieure, comme l'encéphale prolonge et termine en avant la moelle épinière.

De même que les autres régions du corps, la Tête est formée de segments vertébraux, comparables à un modèle fondamental.

Les changements de forme et de dimensions que présentent les arcs céphaliques n'altèrent pas leur caractère essentiel. En effet, l'atlas, l'axis, les vertèbres sacrées et coccygiennes sont autant d'exemples de la variété que peuvent offrir les vertèbres dans les diverses régions et dans une même région.

La soudure des vertèbres de la tête entr'elles est encore un fait qui est loin de leur être particulier; il est reproduit fréquemment : chez les Mammifères, par les vertèbres sacrées; — chez les Oiseaux, par les vertèbres sacrées, par les lombaires et une partie des dorsales; — chez les Cétacés, par les vertèbres cervicales, ordinairement si mobiles, etc. A la tête, comme partout, ces soudures sont des moyens de solidité commandés par la destination fonctionnelle.

Les vertèbres céphaliques, répondant au même modèle, sont essentiellement semblables entr'elles, dans un même animal et dans tous les Vertébrés. Mais, comme les autres vertèbres, elles sont sujettes à la variété ; chacune d'elles subit des modifications qui lui donnent son caractère particulier, chez les différents animaux, sans jamais lui enlever les traits essentiels qu'elle tient de l'unité.

La détermination exacte de ces vertèbres a été nécessairement retardée par l'imperfection des moyens employés. Il y a eu des erreurs de principes et d'applications. L'arbitraire a prévalu sur la méthode, tant que la connaissance du type vertébral n'a pas été bien arrêtée. C'est ainsi que s'expliquent les nombreuses dissidences qui se sont produites sur la composition des vertèbres de la tête et, par conséquent, sur leur nombre.

Parmi les opinions émises, quant au nombre, les unes tendent à établir une seule vertèbre céphalique; d'autres en admettent trois ou quatre; d'autres encore arrivent à six ou sept.

Pour éviter ces écueils, il a fallu recourir à des procédés plus rationnels. Dans cette question, où domine la loi d'unité, rien ne pouvait être établi que par l'enchaînement naturel des faits : relevant tous d'un même principe, ils doivent concorder rigoureusement et se prouver les uns par les autres.

Mais, avant tout, il était indispensable de constituer, non pas approximativement, mais d'une manière positive, le modèle vertébral.

Examinons rapidement ce type, tel qu'on l'entend aujourd'hui, au point de vue de sa constitution générale et de sa composition élémentaire.

VERTÈBRE TYPE.

La charpente osseuse de tous les animaux vertébrés se compose de *Vertèbres*, c'est-à-dire, d'une série de segments essentiellement semblables, qui se répètent et se modifient dans les diverses régions.

CONSTITUTION GÉNÉRALE. — La Vertèbre type, modèle complet de cette construction squelettique, comprend : 1° un corps ou *centrum*; — 2° un anneau supérieur ou *neural*, protégeant le système nerveux central; — 5° un anneau inférieur, *hémal* ou *viscéral*, entourant le système vasculaire et divers organes. — A cet anneau inférieur peuvent s'ajouter des prolongements, simples ou divisés, nommés *Appendices*.

Composition élémentaire. — Les deux anneaux de la Vertèbre sont formés, de chaque côté, d'un arc composé de cinq pièces distinctes, savoir :

Arc neural.
- n^1 *Métapophyse*. — Pièce antérieure au Centrum.
- n^2 *Parapophyse*. — Pièce postérieure id.
- n^3 *Diapophyse*. — Sommet de l'apophyse transverse.
- n^4 *Neurapophyse*. — Lame vertébrale.
- n^5 *Neurépine*. — Sommet de l'apophyse épineuse.

Arc hémal.
- h^1 *Métapophyse*. — Tête de la côte.
- h^2 *Parapophyse*. — Sa tubérosité.
- h^3 *Diapophyse*. — La côte.
- h^4 *Hémapophyse*. — Cartilage costal ou côte inférieure.
- h^5 *Hémépine*. — Pièce sternale.

On peut constater ces divers éléments constitutifs, en examinant une Vertèbre thoracique de jeune Mammifère, d'un Cheval ou d'un Veau, par exemple.

On reconnaîtra facilement que les deux moitiés latérales de chaque anneau sont semblables, et que, de chaque côté, l'arc supérieur est reproduit par l'arc inférieur, de telle sorte que leurs pièces constituantes se correspondent chacune à chacune.

Il est évident que le type vertébral doit éprouver de nombreuses modifications dans les diverses régions et aussi chez les différents Vertébrés, selon l'espèce, le genre, l'ordre, etc. — Quelques éléments peuvent manquer, par suite d'avortement, ou paraissent manquer, quand ils sont soudés à d'autres.

Mais, toutes les parties du vrai squelette, c'est-à-dire, les côtes, le sternum, la tête et les membres, se rapportent régulièrement au type vertébral ; et, malgré toutes les variétés imprimées au modèle de construction, il importe de remarquer que, si le nombre normal des éléments est souvent réduit, il n'est jamais augmenté.

VERTÈBRES CÉPHALIQUES.

La tête est composée de quatre Vertèbres ayant chacune un *Centrum*, un *Arc neural* et un *Arc hémal*.

Lorsqu'on examine la tête des jeunes Mammifères, alors que les sutures sont encore visibles, chaque segment *neural* est marqué, sur le plan supérieur, par le Sus-Occipital, le Pariétal, le Frontal et l'Os du nez. — Latéralement, la pièce principale de ces mêmes anneaux est constituée successivement par l'Occipital postérieur, l'Aile sphénoïdale postérieure, l'Aile sphénoïdale antérieure et l'Ethmoïde.

Le *Centrum* est formé, pour chaque Vertèbre, par le Basilaire, le Corps sphénoïdal postérieur, le Corps sphénoïdal antérieur et le Vomer.

Quant à l'*Arc hémal* de ces quatre Vertèbres, il est représenté par l'Appareil hyoïdien, le Maxillaire inférieur, les pièces de la section Maxillaire supérieure et le Cornet sous-ethmoïdal.

En conséquence et pour rappeler leurs principaux éléments constitutifs, les vertèbres céphaliques ont été désignées par les termes suivants :

1ᵉ Vertèbre Occipito-hyoïdienne.

2ᵉ Vertèbre Pariéto-maxillaire.

3ᵉ Vertèbre Fronto-mandibulaire.

4ᵉ Vertèbre Naso-turbinale.

Ces Vertèbres sont conformes au type, non-seulement par l'ensemble de leur construction, mais aussi par le nombre et la valeur de leurs parties composantes. En effet, dans les deux arcs on retrouve, de chaque côté, les cinq pièces essentielles du modèle général.

Tous les os de la tête entrent régulièrement dans la constitution des vertèbres céphaliques. Quelques éléments du type peuvent disparaître, par exemple, dans la vertèbre nasale; mais cette vertèbre, tout incomplète qu'elle est, possède encore les principaux éléments des deux arcs et, par cela même, elle s'éloigne moins du modèle que d'autres vertèbres dégradées, comme celles de la région coccygienne.

On ne rencontre jamais d'éléments nouveaux, pourvu qu'on laisse de côté les parties annexes des téguments, comme les dents, les osselets tympaniques, le rocher, etc.

En général, par leur composition et leur régularité, les Vertèbres de la tête sont caractérisées à un tel degré qu'elles pourraient servir de type fondamental.

Elles sont soumises, comme celles du tronc, aux lois de symétrie latérale et de répétition supéro-inférieure.

Par cela même qu'ils se répètent, les deux arcs de chaque vertèbre sont régis, quant à leurs dimensions, par le principe de balancement ou de compensation. On en voit un exemple remarquable dans le développement toujours inverse du crâne et des mâchoires.

L'Arc neural est complété, dans le segment occipital, par le Tympanal et le Mastoïde; — dans le segment pariétal, par le Squamosal et l'Apophyse zygomatique; — dans le segment frontal, par le Frontal postérieur et l'Apophyse orbitaire. — A ces trois ceintures se rattachent aussi l'Occipital latéral, le Ptérygoïde postérieur et le Ptérygoïde antérieur.

Parmi ces éléments vertébraux, il en est qui ne sont pas séparés chez les Mammifères, mais ils le sont chez les Ovipares : les Apophyses zygomatique et orbitaire, le Frontal postérieur, etc., sont dans ce cas. Il y a, au contraire, des pièces osseuses qui, n'étant pas distinctes dans les Ovipares, le sont chez les Mammifères, par exemple, le Tympanal, le Corps des deux Sphénoïdes, etc.

Au point de vue général, ces soudures et ces divisions ne changent pas plus le plan commun que les modifications de forme et de grandeur.

Le tableau suivant fait connaître la distribution des pièces constituantes appartenant à chaque Vertèbre céphalique. En même temps,
il montre les relations de ces pièces entre elles, et il détermine, au
moyen des signes représentatifs, la signification de chacune d'elles,
c'est-à-dire, sa correspondance avec tel ou tel élément de la Vertèbre
type.

		VERTÈBRE OCCIPITO-HYOÏDIENNE.	VERTÈBRE PARIÉTO-MAXILLAIRE.	VERTÈBRE FRONTO-MANDIBULAIRE.	VERTÈBRE NASO-TURBINALE.
CENTRUM		Apophyse basilaire	Corps du Sphén post.	Corps du Sphén ant.	Vomer.
ARC NEURAL	n^1	Tympanal	Ptérygoïde postérieur	Ptérygoïde antérieur	»
	n^2	Mastoïde	Apophyse zygomatique	Apophyse orbitaire	»
	n^3	Occipital latéral	Squamosal	Frontal postérieur	»
	n^4	Occipital postérieur	Aile du Sphén post.	Aile du Sphén ant.	Ethmoïde.
	n^5	Occipital supérieur	Pariétal	Frontal	Os du nez.
ARC HÉMAL	h^1	Arthrohyal	Articulaire	Jugal	»
	h^2	Stylohyal	Angulaire	Palatin	»
	h^3	Cératohyal	Surangulaire	Lacrymal	Cornet.
	h^4	Apohyal	Maxillaire	Maxillaire supérieur	»
	h^5	Basibyal	Prémaxillaire	Intermaxillaire	»

La Tête est la seule région dont les vertèbres soient en nombre invariable, chez tous les Vertébrés. La raison de cette particularité se trouve dans la destination physiologique de chacune de ces vertèbres, affectée à protéger l'un des quatre appareils de sens localisés à la tête.

En effet, la première ou la plus antérieure est le siége de l'odorat; — la deuxième est pour l'œil ou la vue; — la troisième pour la langue ou la gustation; — et la quatrième pour l'appareil auditif.

En raison de ces remarquables attributions, les Vertèbres de la tête reçoivent encore les titres suivants :

Vertèbre *nasale* ou *olfactive.*
— *oculaire* ou *optique.*
— *linguale* ou *gustative.*
— *auditive* ou *acoustique.*

Plusieurs observations anatomiques s'ajoutent aux preuves données par la Physiologie, pour mettre hors de doute le caractère vertébral et le nombre des segments céphaliques précédemment déterminés.

D'abord, il est facile de reconnaître qu'à l'intérieur le crâne est divisé en quatre sections, répondant chacune à l'une des quatre vertèbres de la tête. En effet, le premier compartiment crânien, formé par les *fosses ethmoïdales*, renferme les lobes olfactifs; — le deuxième, qui est sphéno-frontal, présente, de chaque côté, la *fosse frontale*, destinée au lobe cérébral antérieur, et donne issue inférieurement aux nerfs optiques; — le troisième, qui est sphéno-pariétal, protège les lobes cérébraux postérieurs, logés dans les *fosses pariétales*, et livre passage inférieurement aux nerfs sensitifs de la langue; — le quatrième, qui est *occipital*, entoure le cervelet, le mésocéphale, etc., et ses parois latérales sont formées par l'appareil auditif.

De ces dispositions, il ne faut pas conclure que chacun des quatre sens a son siège dans le compartiment où son nerf spécial vient aboutir : à la tête, comme partout ailleurs, l'extrémité centrale des nerfs est plus ou moins éloignée du point de sortie. Rassemblés dans un espace relativement peu étendu, les divers organes encéphaliques sont généralement refoulés en arrière et superposés.

Entre les quatre vertèbres de la tête, il y a, de chaque côté, trois intervalles, analogues aux trous intervertébraux des autres régions du rachis. Ces orifices sont divisés, en raison du grand nombre de vaisseaux et de nerfs qui les traversent :

1° Le trou *antérieur*, compris entre les segments nasal et sphéno-frontal, est formé par le crible ethmoïdal et le trou orbitaire interne ;

2° Le trou *moyen*, compris entre les segments sphéno-frontal et sphéno-pariétal, est représenté par le trou optique, la fente inter-sphénoïdale, le trou grand rond, etc. ;

3° Le trou *postérieur*, situé entre le segment sphéno-pariétal et l'Occipital, est constitué par les trous ovale, petit rond et carotidien ; par les trous déchirés, les conduits auditif interne, spiroïde, condylien, etc.

Les vaisseaux qui passent par ces trous de conjugaison répètent exactement ceux des autres parties de la colonne vertébrale : c'est ainsi que les artères méningées et aussi la carotide interne correspondent au rameau spinal ou intra-rachidien des intercostales, des lombaires, etc., de même que les différentes artères de la tête sont analogues aux branches montantes et descendantes de ces vaisseaux.

Ce rapprochement peut s'appliquer aussi à tous les nerfs crâniens, sensitifs, moteurs ou mixtes, qui se groupent de manière à reproduire la disposition des nerfs rachidiens.

En outre, à la tête, comme au tronc, au niveau de chaque trou intervertébral, on voit un ganglion du grand sympathique. De chaque côté, le premier ganglion céphalique est celui de Meckel ou le *naso-palatin* ; — le second est l'*ophthalmique* ; — et le troisième est le ganglion *otique*. Ce dernier, par sa communication avec le ganglion cervical supérieur, établit la continuité entre la chaîne sympathique de la tête et celle du tronc.

Enfin, la construction vertébrale de la tête est encore démontrée par la Tératologie, qui confirme, d'une manière incontestable, la destination fonctionnelle de chaque vertèbre céphalique, ainsi que sa composition élémentaire.

En effet, il résulte d'une série d'observations que chaque appareil de sens est en harmonie, quant à son degré de développement, avec le segment vertébral qui le protège.

Ainsi, lorsque, dans la vie fœtale, un de ces organes est simplement diminué par atrophie, la vertèbre correspondante existe, mais avec des dimensions moindres que dans l'état normal.

Si un appareil de sens vient à manquer totalement, il y a suppression de la vertèbre qui lui appartient ou, au moins, de celui de ses deux anneaux qui est plus spécialement protecteur. — Pour l'appareil auditif et pour les yeux, c'est l'anneau supérieur qui est supprimé; — pour la langue, c'est l'anneau inférieur; — et pour l'appareil olfactif, c'est la vertèbre nasale tout entière.

Ce genre de faits devient encore plus concluant, lorsque, sur la tête d'un même animal, on voit, d'un côté, la suppression d'un organe de sens et de son arc protecteur, tandis que, de l'autre côté, il y a conservation de cet organe et de tout l'arc osseux correspondant (1).

CONCLUSIONS.

De même que les autres régions du corps, la Tête est composée de VERTÈBRES, qui ont chacune un *Centrum* et deux anneaux, l'un supérieur ou *neural*, l'autre inférieur ou *hémal*.

(1) Voir, pour plus de détails, les observations publiées sur ce sujet, dans les *Mémoires de l'Académie des Sciences de Toulouse* et dans le *Journal des Vétérinaires du Midi*, en 1863 et 1864.

Chaque anneau est formé de deux arcs symétriques, composés chacun des cinq pièces normales de la Vertèbre type.

Les Vertèbres céphaliques sont au nombre invariable de quatre. Chacune d'elles protège l'un des quatre appareils de sens localisés à la tête : la première ou la plus antérieure est affectée à l'*Odorat*, la deuxième à la *Vue*, la troisième au *Goût*, et la quatrième à l'*Ouïe*.

Le caractère vertébral et le nombre des segments céphaliques sont confirmés par les quatre fosses crâniennes; — par la distribution des vaisseaux et des nerfs à chaque vertèbre; — par leur passage dans les trois trous de conjugaison; — et par la disposition des trois ganglions du système sympathique : ces vaisseaux, ces nerfs et ces ganglions répètent exactement ceux qui se trouvent dans les autres régions de la colonne vertébrale.

Enfin, la construction et la destination des vertèbres de la tête s'appuient sur des preuves décisives fournies par l'observation tératologique.

Tous ces faits, par leur enchaînement méthodique et leur concordance avec les principes, se réunissent pour démontrer à la fois la véritable structure de la tête et l'exacte signification des nombreux éléments qui la composent.

TABLE DES MATIÈRES.

Étude comparative des os de la Tête.

De la Tête dans son ensemble.

Construction vertébrale de la Tête.